U0308664

国医大师金世元中药特色技术传承丛书

医疗机构中药饮片
临方炮制手册

主编 于葆墀 李向日 罗 容 金 艳

全国百佳图书出版单位
中国中医药出版社
·北 京·

图书在版编目（CIP）数据

医疗机构中药饮片临方炮制手册 / 于葆墀等主编 .—北京：中国中医药出版社，2021.4
（国医大师金世元中药特色技术传承丛书）
ISBN 978 – 7 – 5132 – 6650 – 5

Ⅰ . ①医… Ⅱ . ①于… Ⅲ . ①饮片—中药炮制学—手册
Ⅳ . ① R283.64–62

中国版本图书馆 CIP 数据核字（2021）第 006699 号

中国中医药出版社出版
北京经济技术开发区科创十三街 31 号院二区 8 号楼
邮政编码　100176
传真　010–64405721
保定市中画美凯印刷有限公司印刷
各地新华书店经销

开本 880 × 1230　1/32　印张 7　彩插 0.75　字数 177 千字
2021 年 4 月第 1 版　2021 年 4 月第 1 次印刷
书号　ISBN 978 – 7 – 5132 –6650 – 5

定价　39.00 元
网址　www.cptcm.com

社 长 热 线　010–64405720
购 书 热 线　010–89535836
维 权 打 假　010–64405753

微信服务号　zgzyycbs
微商城网址　https://kdt.im/LIdUGr
官方微博　http://e.weibo.com/cptcm
天猫旗舰店网址　https://zgzyycbs.tmall.com

如有印装质量问题请与本社出版部联系（010–64405510）

为三医疗机构中药饮片焓方炮制手册题

炮制技艺须传承

焓方助医药效增

庚子年冬月 金世元

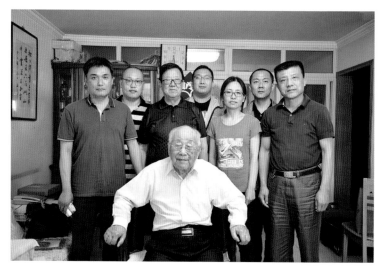

2020 年 5 月 29 日部分编委与金老合影

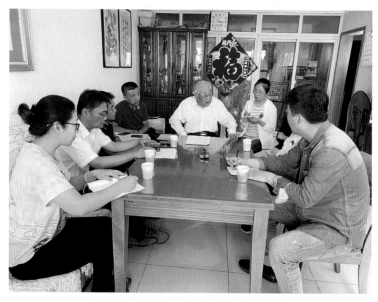

2020 年 6 月 5 日部分编委访谈金老

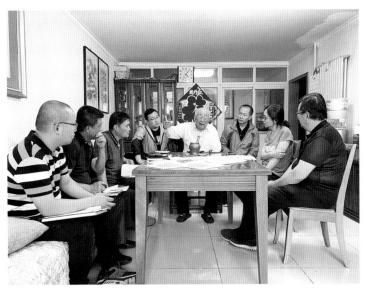

2020 年 5 月 29 日部分编委访谈金老

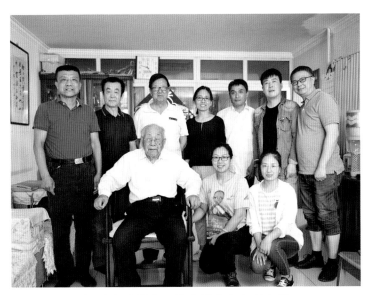

2020 年 6 月 5 日部分编委与金老合影

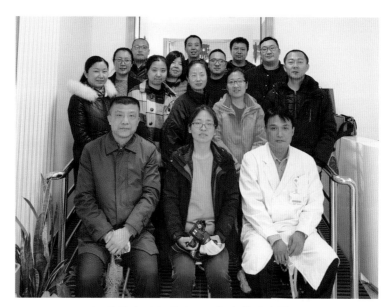

2020 年 11 月 15 日部分编委合影

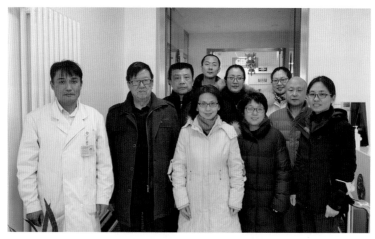

2020 年 12 月 5 日部分编委合影

《医疗机构中药饮片临方炮制手册》
编委会名单

策　划	冯传有	张幸生			
主　审	金世元				
主　编	于葆墀	李向日	罗　容	金　艳	
副主编	李京生	鞠　海	崔国静	耿春雷	王　军
	许　彤				
编　委	朱晶晶	金贵诗	刘昊文	秦　谊	罗　珊
	张义军	刘　麟	舒　霞	石　珺	孙　丽
	韩松雪	吴旭芳	冯春梅	高　伟	陈勃田
	胡晓玲	康　泰	季思维	李　梦	马　峥
	刘春宇	吴自芳	英　涛	张洁峣	张　娥
	王庆夷	潘瑞肖	马　科	于铁汉	喜　欢

前　言

　　"临方炮制"是中药炮制的重要组成部分，是中药传统制药技术的精华之一，是中医临床辨证用药疗效的重要保证，也是传统中医药文化的结晶和亟需传承发展的文化遗产。在现代中医药发展中，"临方炮制"尚未能引起应有重视，随着一些技艺精湛的老药工相继退休，中药专业技术人员队伍青黄不接，许多特色显著而又有效的传统临方炮制技术逐渐被遗忘，影响了炮制质量，临床应用的中药临方炮制品渐渐名存实亡，无法有效保障中医临床用药效果。

　　近年来，中医药的传承和创新发展上升为国家战略，相继颁布了《中医药法》和扶持中医药发展的一系列相关政策，中医药发展迎来了天时、地利、人和的大好时机，医疗机构临方炮制亟待恢复，以便更好地服务于中医临床，造福于患者，振兴中医药事业。为此，北京市朝阳区中药特色技术传承团队师生在国医大师金世元教授全程指导下，通过对金老访谈，对部分中医医疗机构及朝阳区中医药传承指导老师、学员进行相关资料征集整理和查阅文献资料，编写了这本面向基层中医药工作者的手册，希望能够对中药特色技术传承、中医药从业人员实际工作有所帮助。

　　在资料征集过程中，北京伯华国医传承发展中心、北京弘医堂中医医院、北京四惠中医医院、北京平心堂金阳中医门诊部、北京正安美仑中医诊所、北京三溪堂中医诊所、北京广济中医医院等医疗机构予以大力支持，在书稿编辑出版工作中，北京市朝阳区中药饮片实践教学基地—北京太洋树康药业有限责任公司和北京春风一方制药有限公司给予鼎力支持，在此一并感谢。

由于编写时间仓促，不足之处在所难免，欢迎读者提出宝贵意见，以便再版时修订提高。

本书编委会

2020 年 12 月

目　录

上篇　总论

下篇　各论

上篇 总论

第一章 临方炮制概述

一、临方炮制的概念

中药的"临方炮制"，通常是指医师在开具处方时，根据药物自身性质和治疗需要，要求中药店或医院中药师遵医嘱临时将药材进行炮制或中药饮片进行再炮制的操作过程。它是中药炮制的重要组成部分，是确保中药临床应用有效性和安全性的重要环节。

中药临方炮制是中药炮制的一个重要组成部分。一般常用、大宗的中药饮片都由中药饮片厂生产供应。对于一些不常用、医生经辨证施治而开具的冷门饮片等，饮片厂没有或不能及时供应的，为了保障医疗需求，可由中药店或医院中药房依方炮制。中药临方炮制还包括医师在开具处方时，根据药物性能和治疗需要，要求中药店或医院中药房的调剂人员按医嘱临时将新鲜中药材或中药饮片进行炮制和再炮制的操作过程。

二、中药炮制及临方炮制的历史沿革

1. 起源

中药临方炮制的起源与中药炮制的起源相同。中药炮制的起源和发展，既非一个时代所产生，也非某一个人所独创，而是我们的祖先在长期生产、生活实践中总结出来的，历史可追溯到原始社会。人类为了服用药物，需要对其进行必要的处理，如洗净、劈开、打碎、用牙齿咬成碎粒等，这就是中药炮制的萌芽，其目的主要是净制和切制。火的发现是中药炮制形成的关键，火的发现和利用，使人类逐步从生食过渡到熟食。一些制备熟食的方法被应用于处理药物，使其也有了生、熟之分，如炮、烧等。中药炮制的雏形主要为火制。饮食文化的影响如酒的发明与应用，丰富了用药经验。酒作为辅料被应用于炮制药物，充实了中药炮制的内容，出现了加辅料炮制。此时，为中药炮制学的形成准备了条件。

2. 发展

从古至今，中药炮制经历了几个发展阶段，即：春秋战国至宋代——中药炮制技术的起始和形成时期；金、元、明时期——炮制理论的形成时期；清代——炮制品种和技术的发展、充实和扩大应用时期；现、当代——炮制振兴、发展时期。

中华人民共和国成立以后，中医药事业迎来了全面发展的大好时机，中药炮制学也随之得到更好的传承与发展。

在教学方面，全国各中医药院校的中药专业都开设了中药炮制课程，并结合不同特点分别编写了高等医药院校和中等医药学校的《中药炮制学》教材。这为全面系统地继承和发扬中药炮制奠定了良好的基础。

在科研方面，目前全国有许多中医药研究机构都开展了对中药炮制的研究，并已取得一定的进展。它对于发掘、整理和提高传统中药炮制理论和技术，开辟了广阔前景。

在生产方面，为了适应中医药事业的发展需要，各地先后建立了不同规模的饮片炮制厂，遵照国家药典和地方规范进行加工生产，使药品质量逐步提高。随着我国科学技术的发展，中药炮制由手工操作发展到逐步利用机械来生产，如去毛机、洗药机、切片机、电动炒药锅等。生产设备正向着机械化迈进。

为了规范中药饮片加工，自 2008 年 1 月 1 日起所有中药饮片生产企业必须在符合 GMP 的条件下生产。未在规定期限内达到 GMP 要求并取得"药品 GMP 证书"的相关中药饮片生产企业一律停止生产。同时，为规范中药饮片的生产管理，在企业申报中药饮片认证和核发中药饮片"药品 GMP 证书"时，其认证范围注明了含毒性饮片、直接服用饮片及相应的炮制范围，包括净制、切制、炒制、炙制、煅制、蒸制等，使现有炮制工艺逐步做到规范化。另外，按照一定的炮制方法确立统一的质量标准。重视中药的整体效应和多个化学成分在药效上的协同作用，继承传统的饮片质量标准及鉴别方法，在确定炮制工艺的基础上，从采收加工、净制、切制前软化、切制、蒸、炒、炙、煅等炮制、包装材料、试生产等各个环节做到质量可控，形成一套有饮片特色的现代科学质量评价体系，保证中药饮片的质量。

特别是国家在"九五"和"十五"攻关期间，投入了一定资金对中药饮片炮制工艺规范化和质量标准进行了示范研究。这些项目的落地实施对于规范中药饮片质量标准、稳定中药临床疗效起到了至关重要的作用。

在中药现代化发展进程中，目前仍存在一些问题。如中药临方炮制与现行中药饮片的生产、管理等实际状况相脱节，导致其在一段时间内接近消失。现代中医药教育模式培养出的现代中医师，几乎都是在医院进行中医临床工作，用药方法趋于"常规化"，而"一方一法"和"前店后厂""中医大夫坐堂"的传统模式已不复存在。医院和药店由于对中药炮制的重要性、复杂性认识不足，把中药加工临方炮制仅看作是简单的劳动，没有注重专业人员配置和业务的培训，以及一些法律法规的原因，加上一些技术精湛的老药工相继退休，中药专业人员青黄不接，影响了炮制质量的提高。许多中药临方炮制品，在临床应用中正逐渐名存实亡，许多特殊而又有效的传统临方炮制技术逐渐被遗忘。

3. 代表性著作

《黄帝内经》约为战国至秦汉时代的著作，其中《素问·缪刺论》中所说的"角发""燔治"即是最早的炭药——血余炭，"㕮咀"即是当时的切制饮片。

南北朝刘宋时代，雷敩通过总结前人炮制方面的记述和经验，撰成《雷公炮炙论》三卷，是中国第一部炮制专著。书中记述了药物炮制方法大约有44种，并对炮制的作用做了介绍，其中许多炮制方法具有科学道理，至今仍有指导意义。

明代李时珍著《本草纲目》一书，其中有330味中药记有"修治"专项，综述了前代炮制经验。书中多数制法至今仍为炮制生产所沿用，如半夏、天南星、胆南星等。

明代缪希雍著《炮炙大法》，是中国第二部炮制专著，收载439种药物的炮制方法，并将前人的炮制方法归纳成雷公炮炙十七法。

清代张仲岩所著《修事指南》为中国第三部炮制专著，收录药物 232 种，较为系统地叙述了各种炮制方法。张氏认为炮制在中医药学中非常重要，曰："炮制不明，药性不确，则汤方无准而病症无验也。"

近代，至中华人民共和国成立之前，由于帝国主义竞相侵略和反动统治阶级的压制，使得中药炮制同整个中医事业一样，受到了严重摧残，丰富的炮制技术得不到应有的发展，只停留在师徒相承、口传心授的状态。

中华人民共和国成立后，在党的中医中药政策指引下，中药炮制也得到了重视和发展。在继承方面，各地有关部门对分散在本地区的炮制经验进行了整理，并在此基础上，编写出版了各省、市的中药炮制规范。这些为《中国药典》选择收载炮制品种、制定"炮制通则"提供了部分依据。同时前辈学者也积极整理中药炮制技术、方法，并利用现代科学技术探索炮制相关原理，相继出版了一些中药炮制专著，如中国中医研究院中药研究所等编写的《中药炮制经验集成》和《历代中药炮制资料辑要》、南京中医学院等编写的《中药炮制学》等。这些为中药炮制的文献整理、研究和应用做出了新的贡献。

三、中药炮制的相关法规

（一）国家标准

1. 2019 年 12 月 1 日实施的《中华人民共和国药品管理法》（修订版），规定中药饮片应当按照国家药品标准炮制；国家药品标准没有规定的，应当按照省、自治区、直辖市人民政府药品监督管理部门制定的炮制规范炮制。省、自治区、直辖市人民政府药品监督管理部门制定的炮制规范应当报国务院药品监督管理部门备案。不符合国家药品标准或者不按照省、自治区、直辖市人民政府药品监督管理部门制定的炮制规范炮制的，不得出厂、销售。地区性民间习用药材的管理办法，由国务院药品监督管理部门会同国务院中医药主管部门制定。

2.《中华人民共和国中医药法》于 2017 年 7 月 1 日实行，其中第二十七条：国家保护中药饮片传统炮制技术和工艺，支持应用传统工艺炮制中药饮片，鼓励运用现代科学技术开展中药饮片炮制技术研究。应用传统工艺炮制中药饮片，更符合医学典籍记载，可以最大限度地发挥中药的临床疗效，减少其毒副作用。

3.《中华人民共和国药典》在各药项下列"炮制"项，并在附录中列有"中药炮制通则"专篇，是国家级的炮制标准，是强制标准。

4.《全国中药炮制规范》颁布于 1988 年，作为暂行的部颁标准，但在实际工作中并未作为强制标准实行。

5.《中药饮片质量标准通则》（试行），1994 年由国家中医药管理局颁布。对饮片的外观、片型、净度、水分等加以规定，为部颁标准（行业标准）。

（二）地方标准

中药炮制具有传统性、地域性、经验性的特点，全国各省、自治区、直辖市大多制订了具有地方特色的炮制规范，作为各地饮片生产、经销部门的执行依据，为地方标准。

因此，药物的炮制必须严谨，遵章炮制，所用辅料及操作必须符合《中华人民共和国药典》及地方标准如《北京市中药饮片炮制规范》质量要求，按照法规、规范规定的中药炮制方法进行操作，并同时遵守《药品管理法》及《药品生产、经营质量管理规范》的规定。

四、临方炮制的未来发展趋势

中药临方炮制这门传统中药技艺，是在中医临床辨证施治用药的实践中发展起来的，是我国中医药体系中不可或缺的制药技术，与中医药事业的发展紧密相连。中医临床疗效需要中药的质量作为保证，中医学理论体系的基本特点为整体观念和辨证论治。中药临方炮制是为中医临床辨证用药服务的，中药临方炮制是中药传统制药技术的集中体现和核心，是几千年传统中医药文化的结晶，是值得加以继承保护的文化遗产。而近些年中药临方炮制发展的滞后、传统技艺的丢失、品种的缺少，已经影响到中医临床治疗，所以开展临方炮制是中医临床的迫切需要。医疗机构的临方炮制亟待恢复，以便更好地服务于中医临床，服务于患者，促进中医药事业的发展。医院及药店恢复临方炮制这项传统中药制药技艺，将使中医临床个性化给药的特点得以充分发挥。通过中药调剂人员临方炮制的实践，以期再次推动中药炮制技术的发展，为现代的炮制品种、炮制方法与传统炮制工艺融合打下坚实的基础，为制定中药炮制标准操作规程提供参考依据。在发扬中医药事业的大环境下，中药临方炮制技术操作规程、中药临方炮制质量控制等都将进一步标准化、统一化、规范化，为推动中医药事业的发展贡献力量。

第二章 临方炮制的重要性和目的

一、临方炮制的重要性

中药炮制方法的确定应以临床需求为依据。炮制工艺是否合理、方法是否恰当，直接影响临床疗效。中药的净制、切制、加热炮制与加辅料制均可影响临床疗效。

现代科技发展引发中药饮片加工的革新，批量生产及加工为临床需求提供了便利，但同时也存在其局限性。中药饮片的炮制品种较多，常规炮制的品种不全，批量炮制难以备齐中药炮制品种，不能完全满足临床调配的需要及临床用药需求。

有的药材有生品缺熟品，或有熟品缺生品。如常见药品石膏，生品多内服专于清热泻火、除烦止渴，而煅石膏多用于收敛生肌。白术的常规炮制品为麸炒白术，有缓和燥性、增强健脾的作用，但临床有时需要土炒白术取其健脾止泻功效。

同一药物在不同配方中所起作用可能不一样，要想提高疗效，就需要用特殊炮制来调整"其性"。不同的炮制方法，目的不同。如当归生用能活血补血、炒炭能产生止血作用，中药饮片生产企业平时没有生产的炮制品就需要药房工作人员临时加工。同时，特殊炮制的中药品种平时用量不大，而保存较为困难，如酒制和醋制易挥发、盐制易潮解、蜜制易虫蛀变质，大规模生产会造成浪费，因此采用临方炮制的方式既可以保证饮片质量又可以满足广大患者病情的需要。

各地用药习惯不同，对炮制品质量要求不一致。如湖北山茱萸的炮制方法是将净萸肉放入容器中，加醋同拌、翻动使其全部吸透均匀，再蒸制，取出晒干。成品性状外表呈紫红色或紫黑色，油润质柔软，微有酸气。其他地区常用酒山萸，其炮制方法为取净山萸肉，用黄酒拌匀，密封容器内，置水锅中，隔水加热，炖至酒吸尽，取出，晾干。成品性状为表面紫褐色，油润有光泽，质稍脆，有酒香气。现饮片厂提供的"常规炮制"多为酒山萸。地方用药习惯有所不同，炮制方法也不同，就需要"临方炮制"。

同时，在中医临床诊疗疾病时，常"脚注"以药物相互配伍进行调配，如朱茯神、朱麦冬、青黛拌灯心草等以增强药物的功效。这些品种通过"常规炮制"生产实现困难，因此，中药临方炮制作为补充就显得尤为重要。

《中国药典》（2020 版）收载的需临用前炮制中药品种有90 多个，即在中药饮片调剂过程中，调剂人员按处方要求用量称量后，捣碎分剂入煎。

用时捣碎适用于含某些特殊有效成分的药物，预先捣碎易变质或有效成分易散失的药物。含有挥发性有效成分的果实种子类药物如草果、白豆蔻、益智仁、砂仁等，预先捣碎易使有效成分散失；富含淀粉、蛋白质、糖分的果实类药物白扁豆、大枣等，预先捣碎易被虫蛀；含油脂类的果实类药物苦杏仁、桃仁、郁李仁等，预先捣碎易泛油变质；动物胶类等，预先捣碎易受潮、粘连、结块。

二、临方炮制的目的

1. 进一步净制，符合临床使用需要

在临床使用前，通过临方净制过程，对饮片进行进一步净

制，以符合不同医疗机构的用药要求。

2. 进一步粉碎，便于配方、制剂和发挥中药饮片的功效

中药炮制讲究"逢子必捣，逢子必炒"原则，指的是将不宜在饮片厂捣碎后长期贮存的果实种子类中药如草果、豆蔻等，在调配时临时捣碎，从而使其有效成分易于煎出、便于制剂，保证临床疗效。

3. 进一步降低或消除药材的毒性或副作用，以符合不同医疗机构的临床需要

有毒中药是中医临床组方用药的重要组成部分，但其毒性也给临床安全用药带来一定风险。中药炮制可降低或消除药物的毒性或副作用，保证用药安全。经过炮制，可使毒性降低，如川乌、草乌及附子等含有的有毒成分乌头碱水解为乌头次碱，进一步水解成乌头原碱，使其毒性大为降低，但强心的功效却基本不变；巴豆、续随子泻下作用剧烈，宜去油取霜用；常山用酒炒，可减轻其催吐的副作用。有时医生对毒性饮片有特殊需求，饮片厂批量生产的饮片产品不能满足临床需求，需要临方进行炮制。

4. 改变药物性能

药物的性味功效，在某种条件下不一定适应临床应用的需要，经临方炮制处理，可使其归经、四气五味及升降沉浮等药性发生改变，扩大或改变其功效，以适应不同的病情和体质的需要。如菊花清热解毒、清肝明目，性寒凉，如用量过大易伤脾胃，临方炮制品有炒菊花，炒后能缓和其寒凉之性，尤适宜于脾胃虚弱者；生姜煨熟，则能减缓其发散力，而增强温中健脾之效；吴茱萸炒黄连，目的是抑制黄连苦寒之性，增强泻肝降逆之功；菟丝子炒枸杞子，目的是用菟丝子助阳之力，使枸杞子既可填精益髓，又可益肾壮阳，用于阳气衰、阴虚精滑等证。

5. 增强药物的疗效

在药物的炮制中，常加入一些辅料，与药物起到协同作用，增强药物的疗效。如蜂蜜、酒、姜汁、胆汁等液体辅料，其本身就是药物，具有重要的治疗作用，它们与被拌和的药物之间存在着协同配伍关系。如蜜炙百部、紫菀，能增强润肺止咳作用；酒炙川芎、当归，能增强温经活血作用；醋炙延胡索、香附，能增强行气止痛作用；姜汁炙可加强止呕作用；牛胆汁制天南星能增强息风止痉作用。有些辅料能引药归经，导致药物在一定的部位产生作用，更好地发挥药效。如大黄本为下焦药，酒炙后能在头部产生清降火邪的作用；杜仲盐水炙后能入肾经更好地发挥药效。不加辅料的其他炮制方法，也能增强药物的作用。如明矾煅为枯矾，可增强燥湿、收敛作用；槐花炒制，能增强止血作用。

一些中药饮片炮制品保存比较困难，需要按时定量炮制，特别是在夏季，使用量少但使用频率高的炮制品种，需要医院进行临方炮制，才能更好地满足临床需要。

6. 矫正臭味

动物类或其他具有腥臭气味的药物，服后往往引起恶心，甚至呕吐，为病人所厌恶，为了使病人容易接受、便于服用，矫臭、矫味在临床上也是必要的。炮制里的酒润、麸炒、醋炒等，通常具有矫臭、矫味作用。如麸炒僵蚕、醋炒鸡内金、五灵脂炒后质变酥脆可矫其腥臭之气、缓和药性、增强疗效；黄酒炒常山或黄酒蒸制紫河车、乌梢蛇经酒制后，有助于有效成分的溶出，矫臭矫味并增强疗效；滑石粉烫制刺猬皮、滑石粉炒水蛭可降低毒性，并矫其腥臭之气。

第三章　临方炮制常用辅料

炮制辅料是指中药炮制过程中使用的具有辅助所炮制药物达到炮制目的的附加物料。在炮制过程中，辅料可协同、拮抗或调整所炮制药物某一方面的作用，如增强疗效、降低毒性、减轻副作用、影响主药的理化性质等。

常用的辅料，一般可分为液体辅料和固体辅料两大类。

一、液体辅料

常用液体辅料有酒、醋、蜂蜜、食盐水、生姜汁、米泔水、甘草汁、黑豆汁、胆汁、麻油、羊脂油、萝卜汁、鳖血、吴茱萸汁、石灰水、鲜葱汁等。

1. 酒

酒又称酿、盎、醇、醾、酎、醴、醅、醨、醒、清酒、米酒、美酒、粳酒、有灰酒、无灰酒等。

黄酒以米、麦、黍等用曲酿制而成，含乙醇15%～20%，尚含糖类、有机酸、酯类、醛类、氨基酸、矿物质等。黄酒为淡黄色透明液体，气味醇香。白酒为米、麦、黍、高粱等和曲酿制经蒸馏而成，含乙醇50%～70%，尚含酸类、脂类、醛类等成分。白酒一般为白色澄明液体，气味醇香特异，有较强的刺激性。

酒味甘、辛，性大热，有通血脉、行药势、散寒等功效，且可矫味矫臭。同时酒也为良好的有机溶媒，药物中多种成分，如生物碱及其盐类、苷类、鞣质、苦味质、有机酸、挥发油、树脂、糖类及部分色素（叶绿素、叶黄素）等皆易溶于酒中。因此，药物经酒制后，有助于有效成分的溶出，从而增强疗效等。炮制药材多用黄酒。常用酒制的药物有黄连、黄芩、大黄、白芍、白花蛇、山茱萸、女贞子等。

2. 醋

醋古称酢、醯、米醋，习称苦酒。常用醋的种类有米醋、麦醋、曲醋、化学醋等。

米醋是以米、麦、高粱以及酒糟等酿制而成，主要成分为醋酸（乙酸），占 4%～6%，尚有灰分、维生素、还原糖等成分，一般为黄棕色至深棕色澄明液体，味酸气特异。

醋味酸、苦，性温，有散瘀止血、理气、止痛、利水、消肿、解毒、矫味矫臭等功效，且可引药入肝经。同时，醋是良好的有机溶媒，能使药物中所含有的游离生物碱等成分发生变化，增强溶解度而易煎出有效成分，提高疗效。醋还可除去药物的腥臭气味，降低药物的毒性。有些质地坚实的药物经醋炮制（如醋淬），可使质变酥脆而易于粉碎，便于调剂和制剂。醋存放时间越长越好，习称"陈醋"。常用方法有炙、蒸、煮、煅淬。常以醋制的药物有青皮、延胡索、香附、乳香、没药、甘遂、芫花等。

3. 蜂蜜

中药炮制常用的是经过加热炼熟的蜂蜜。

蜂蜜为蜜蜂采集花蜜酿制而成。由于采集的花粉不同，故蜂蜜的品种也比较复杂。蜂蜜主要的成分为果糖、葡萄糖，两者约含 70%，尚有少量的蔗糖、麦芽糖、矿物质、蜡质、酶类等物质。蜂蜜含水量一般在 14%～ 20%，性状为稠厚白色至淡黄色或橘黄色至琥珀色的黏性液体。夏天时蜂蜜一般呈油状，半透明，有光泽，冬天则变为凝固不透明，并有颗粒状结晶析出，气芳香，味极甜。制药所用的蜂蜜应以白色或淡黄色、半透明、黏度大、气味香甜、不酸者为佳。

蜂蜜味甘，性平，有补中益气、润肺止咳、润肠通便、缓急止痛、解毒、矫味矫臭等功效，能与药物起协同作用，增强药物疗效。常用蜂蜜制的药物有黄芪、甘草、桑白皮、枇杷叶、款冬花、紫菀、麻黄、马兜铃等。

4. 食盐水

制药所用的盐水为食盐加适量的水溶化，经过滤而得的澄明液体，主含氯化钠，尚含少量的氯化镁、硫酸镁、硫酸钙等物质。

食盐味咸，性寒，有强筋骨、软坚散结、清热、凉血、引药入肾、解毒、防腐等功效，并能矫味矫臭。药物经过食盐水制后，能改变性能，且可增强药物的补肾固精、利尿、治疝等作用。常以食盐水制的药物有杜仲、小茴香、益智、橘核、车前子等。

5. 生姜汁

姜汁为姜科植物鲜姜的根茎经捣碎榨取的汁液，或以干姜加适量的清水共煎去渣而得的黄白色液体，有姜的香辣气味。如用干姜煎水代替鲜姜汁，一般干姜 1kg 等于鲜姜 3kg。生姜汁主要成分为挥发油、姜辣素（姜烯酮、姜萜酮等），尚含淀粉及树脂状物质。

姜味辛，性温，有发汗解表、温中散寒、降逆止呕、温肺化痰、解毒等功效。药物经姜汁制后能抑制寒性，增强疗效，降低毒性。常以姜汁制的药物有黄连、半夏、竹茹、厚朴等。

6. 甘草汁

甘草汁为甘草饮片经水煮后去渣而得的黄棕色至深棕色的液体。甘草的主要成分为甘草甜素、甘草苷、还原糖、淀粉及胶类物质等。

甘草味甘，性平，有补脾润肺、缓急止痛、调和诸药、解毒等功效。药物经甘草汁制后主要目的为缓和药性，降低药物毒性。常以甘草汁制的药物有半夏、远志、吴茱萸等。

7. 黑豆汁

黑豆汁为大豆的黑色种子，加适量清水煮熬去渣而得的黑色混浊液体。黑豆主要含蛋白质、脂肪、维生素、色素、淀粉等物质。

黑豆味甘，性平，有滋补肝肾、养血祛风、活血、利水、解毒等功效。药物经黑豆汁炮制后可增强滋补肝肾的疗效，降低药物毒性或副作用等。常以黑豆汁制的药物有何首乌等。

8. 米泔水

米泔水为淘米时第二次滤出之灰白色混浊液体，实为淀粉与水的混悬液，含少量淀粉及维生素。

米泔水味甘，性寒，功能清热凉血，利小便，对油脂有吸附作用，常用来浸泡含油脂较多的药物，用以除去部分油脂，降低药物辛燥之性，增强补脾和中作用。用米泔水制的药物有苍术等。

目前，因米泔水不易收集，大量生产也有用 2kg 大米粉加水 100kg，充分搅拌代替米泔水用。

9. 胆汁

胆汁系牛、猪、羊的新鲜胆汁，以牛胆汁为佳。胆汁为绿褐色或暗褐色、微透明的液体，略有黏性，味苦，有特异腥臭气，主要成分为胆酸钠、胆色素、脂类及无机物等。

胆汁味苦，大寒，有清肝明目、利胆通肠、解毒消肿、润燥等功效。主要用于制备胆南星，可降低天南星的毒性，改变天南星的性能。

10. 羊脂油

羊脂油为牛科动物山羊的脂肪经低温加热炼取的油脂，常温为固体，含饱和及不饱和脂肪酸，具特殊气味。

羊脂油味甘、性温，具有补肾助阳、祛风、润燥解毒的功效，主要用于炙淫羊藿，以增强其补肾助阳作用。

11. 麻油

麻油为胡麻科植物脂麻的干燥成熟种子，经冷压或热压法制得的植物油。麻油主要成分为油酸、亚油酸、芝麻素、芝麻酚等。其为淡黄色或棕黄色的澄明液体，有特殊香气，味淡。炮制用麻油需要符合食用和药用要求，凡混入杂质或酸败变质者不可用。

麻油味甘，性微寒，具润燥通便、解毒生肌的功效，可使药物质地酥脆，降低毒性和矫味矫臭。用麻油制备的有马钱子、蛤蚧、三七及动物骨类等。

二、固体辅料

常用固体辅料一般起到中间传热的作用，能使药物受热均匀，炒后质变酥脆，减低毒性，缓和药性，增强疗效。常用固体辅料有麦麸、米、灶心土、蛤粉、滑石粉、河砂、豆腐等。

1. 麦麸

麦麸即小麦磨面后所剩下的种皮，呈黄褐色，主要含淀粉、蛋白质、维生素等。

麦麸味甘、淡，性平，有健脾开胃、和中化滞等功效。麦麸与药物共制，能缓和药物燥性，增强疗效，借其香气可除去某些药物的腥劣气味，以利服用。

麦麸多用作炒制、煨制的炮制辅料。常以麦麸制的药物有枳壳、枳实、僵蚕、苍术、白术、肉豆蔻等。

2. 米

中药炮制所用米可为稻米或小米。

稻米为禾本科植物稻的种仁，主要成分为淀粉、蛋白质、脂肪、矿物质，尚含少量的 B 族维生素、多种有机酸类及糖类。

稻米味甘，性平，有健脾益胃、除烦止渴、止泻痢等功效。稻米与药物共制，可增强药物功能，降低刺激性和毒性。中药炮制可选用大米或糯米。常用米制的药物有红娘子、斑蝥、党参等。

小米又称为粟，为禾本科植物粟的谷粒，北方称谷子。小米是世界上最古老的栽培农作物之一，是中国古代的主要粮食作物，主要含有碳水化合物、蛋白质及氨基酸、脂肪及脂肪酸、维生素、矿物质等。

3. 灶心土

灶心土，也称伏龙肝，是中药炮制常用的辅料之一。灶心土即柴灶内久经柴草熏烧的土，取下研细。灶心土呈焦土状，赤褐色，附烟熏气味，主含硅酸盐、钙盐及多种碱性氧化物。

灶心土味辛，性温，有温中和胃、止呕、止血、涩肠止泻等功效。其与药物共制后，可降低药物的刺激性，增强补脾安胃、止呕、止泻的疗效。常用土制的药物有白术、山药、当归等。

土炒的方法所用土除灶心土外，也有应用黄土或赤石脂等作为辅料的。

4. 蛤粉

蛤粉为帘蛤科动物文蛤或青蛤的贝壳经煅制粉碎后的灰白色粉末，主含氧化钙等物质。

蛤粉味咸，性寒，有清热化痰、软坚散结等功效，与药物共制后，可降低药物的滋腻性，增强疗效。

药物与受热均匀的蛤粉共同拌炒的炮制方法，称为蛤粉炒，亦称蛤粉烫。

蛤粉除增强药物疗效外，还由于质地比较细腻，能紧密贴附药物，使其整体缓慢而均匀受热，具"闷烫"效果，故适宜于胶类药物的炮制加工，主要用于烫制阿胶。

5. 滑石粉

滑石粉为硅酸盐类矿物滑石族滑石经水飞或研细过筛而得。滑石粉以色洁白、细腻滑润者为佳，习惯认为，江西产者为最优，习称"西滑石"。

滑石味甘，性寒，有利水通淋、清热去暑等功效。滑石粉一般作中间传热体，用以拌炒药物，能使药物受热均匀，质变松脆，易于调剂煎出有效成分和制剂粉碎，并可杀死一些动物药表面的微生物及虫卵。

药物与受热均匀的滑石粉共同拌炒的炮制方法，称为滑石粉炒，亦称滑石粉烫。选用滑石粉作传热介质，是由于它微细滑腻，无臭，无味，能紧密贴附药物，使其整体受热均匀，很少黏附在药物上，且易除掉。故用于韧性大、受热出油、容易黏附辅料的动物类药物。常以滑石粉拌炒的药物有鱼鳔、水蛭、刺猬皮等。

6. 河砂

药物与受热均匀的砂共同拌炒的炮制方法，称为砂炒，亦称砂烫。

选用河砂作为传热介质，是由于它传热较快，能紧密接触药物，使其整体受热均匀且温度较高，可使坚硬药物变得酥脆。也有的地区使用油砂作为辅料。

7. 豆腐

豆腐为大豆种子经粉碎加工而成的乳白色固体，也有应用豆浆代替豆腐炮制药物的。豆腐主含蛋白质、维生素、淀粉等。

豆腐味甘，性平，有益气和中、清热解毒、生津润燥等功效。豆腐与药物共制，可解药物毒性、去除污垢。常与豆腐共制的药物有藤黄、硫黄、珍珠等。

第四章 临方炮制方法及炮制设备

一、传统临方炮制方法及使用的设备

（一）修治

1. 净选

除另有规定外，净选药物应根据具体情况，分别选用挑选、风选、筛选、剪、切、刮削、剔除、刷、擦、碾串、火燎及泡洗等方法处理，以达到净选的目的。

2. 清除杂质

（1）挑选：清除混在药物中的杂质及霉败品等或将药物按大小、粗细等进行分类，挑选往往配筛簸交替进行，以便达到洁净或进一步加工处理的要求。

（2）筛选：根据药物和杂质的体积大小不同，选用不同规格的筛和罗，以筛去药物中的碎小难拣的杂质，使其达到洁净；有些药物形体大小不等，需用不同孔径的筛子进行筛选分开，以便下道工序加工时药品质量一致。

注意：药材须在筛网上充分振荡，并随时用手（或工具）翻动。

常用药筛规格如下：

菊花筛孔内径约 15mm；

大中眼筛孔内径约 6mm；

小中眼筛孔内径约 5mm；

大紧眼筛孔内径约 2mm，与一号筛（10 目）类似；

小紧眼筛孔内径约 1.5mm；

马尾筛二号筛（24 目）；

铜丝筛五号筛（80 目）；

打碎筛筛孔内径，圆孔的有 10mm、8mm、7mm，方孔 1mm。

（3）风选：利用药材和杂质的轻重、形状等的不同，借风力将杂质和药用部分分离，以达到纯净药物的目的。小量的药物用簸箕簸就属于风选。大量的药物可用风选机，又叫扇车。

（4）水选：将药物用水洗、淘、淋或漂除去药材杂质的常用方法。对于不宜用筛选或风选方法，同时用挑选又太过费时的品种，可用水洗的方法，以使药物洁净。

注意：

①洗涤药物时应用流动水，用过的水不得再洗涤其他药物，不同药材不得在一起洗涤。

②漂洗时应注意掌握时间，勿使药物在水中浸泡过久，以免损失药效。

③洗涤后的药物应在干燥箱内干燥，不得暴露干燥。

3. 分离和清除非药用部位

分离和清除非药用部位的操作，一般针对中药材进行。

（1）去残根：一般指除去主根、支根、须根等非药用部位。如石斛、荆芥、薄荷、黄连、芦根、藕节、马齿苋、马鞭草、泽兰、益母草、瞿麦等。另如麻黄茎和根均能入药，但两者作用不同，故须分开，并分别药用。

（2）去残茎：根或根茎类药物往往带有地上部分残茎，如龙胆、白薇、丹参、威灵仙、续断、防风、秦艽等，均须除去残茎，使其纯净。

不同医生临床使用要求不同，有的药物根茎需要去除，如人参、党参等参类药材及桔梗等。

（3）去皮壳：

①树皮类：如杜仲、厚朴、黄柏、肉桂等用刀刮去栓皮、苔藓及其他不洁之物。

②果实、种子、种仁类：如草果、益智仁、使君子、鸦胆子、大风子、榧子、白果、石莲子等去壳，桃仁、苦杏仁等燀去种皮。

（4）去毛：根据药物不同，可分别采取以下方法。

①燎刷去毛：如鹿茸的茸毛，先置酒精灯或酒精喷灯上稍燎一下，再用利刷刷净，或经反复多次燎刷至净。注意不可将鹿茸燎焦，以免焦煳或切片时破碎。

②刷去毛：如枇杷叶、石韦等叶的背面密生许多绒毛，均需刷去。

③烫去毛：如骨碎补、马钱子等，用砂炒法将药物烫至鼓起、绒毛烫焦，取出稍凉后再撞去绒毛。

④撞去毛：如香附，将香附和瓷片放进竹笼中来回撞，去毛。

（5）去心：指去除根类药物的木质部或种子胚芽。如牡丹皮、地骨皮、五加皮等的木质部不能入药。莲子的胚根、幼叶和子叶分别入药，胚根和幼叶称为莲子心，子叶称为莲子。

（6）去核：去核一般有3种方法。用筛去核，如山楂切片干燥后筛去饮片脱落的核等；砸破去核，如乌梅、诃子等；润软、烘软去核，如龙眼肉等。

（7）去除枝梗、果柄：指除去某些根茎类、果实、花、叶类等药物的非药用枝梗、果柄，使其纯净。如五味子、花椒、连翘、桑叶、金银花、钩藤。一般采用筛拿、挑选、切除等方法。

（8）去瓤：部分果实类药物使用时，需挖去瓤。如枳壳去瓤。

（9）去除头足翅：部分动物类药物，有些要去头和足翅，除去有毒部分或非药用部分。在净制加工处理中，对一些动物类药的头足翅，均须除去。如乌梢蛇、金钱白花蛇等均需去头；红娘子、青娘子均须去头翅足。

（10）去除残筋肉：有些动物类药物，均需除去残肉筋膜，使药物纯净。如龟甲用败制法净制等。

4. 其他加工

（1）揉搓：指某些药物质地松泡而呈丝条状，需揉搓成团，便于调剂和煎煮。如竹茹、谷精草等需搓成团；大腹皮经过捶打揉搓成定量小卷；桑叶、荷叶等须揉搓成小碎块。

（2）碾、研：指某些药物由于质地坚硬或体积小而硬，不便切片，需碾碎或研碎，以便有效成分容易煎出，如牛黄、冰片等。

（二）切制

根据药物的自然特点如质地、形态等，结合诸如炮制和鉴别等各种不同需要和临床用药要求，将净制后的药物经过软化切制成不同形状、大小、厚薄、规格的饮片，如白芍切薄片、泽泻切厚片、陈皮切丝、益母草切段。

1. 一般药材的切制方法

药材切制时，除鲜切或干切外，需经水处理使其软化，在软化操作时应"少泡多润"，以防止有效成分流失，并应按药物的大小、粗细、质地等分别处理。注意掌握气温、水量、时间等条件。切后应及时干燥，避免生霉等问题发生，保证质量。切制饮片机切片多为横片、斜片、段、丝等。

临方炮制多为少量，故以手工切制为主。切制饮片干燥可用筛、匾晾干或烘干。常见的饮片类型和规格有以下种类：片，按饮片的厚度可分为极薄片小于0.5mm、薄片1～2mm和厚片2～4mm。按照片形可分为直片和斜片。直片为突出其鉴别特征的药材宜之，并且切出的饮片外形也美观，如大黄、天花粉、当归身等。斜片，长条状而纤维性强，或粉性大的药材宜之，为方便切制操作和突出其组织结构特征，以及切出美观的片形多选用斜片，如甘草、黄芪、千年健、山药、鸡血藤、桑枝、木香、玄参、人参等。

2. 特殊药材的切制方法

（1）镑：凡角类、骨质类及坚硬的木质类药物，用特制镑刀或刨刀，镑或刨成薄片。操作方法为，将软化的药材用钳子夹紧，手持镑刀或刨刀，来回镑或刨成极薄的饮片。也可用镑刀机操作切制。如降香刨成刨花状薄片、羚羊角镑成薄片等。

（2）劈：体积大而坚硬的净药材，用刀或其他工具，劈成符合规定的块或厚片。如松节、降香等。

（3）研：取净药材，用乳钵或其他适宜工具，研成粉末，多用于细料饮片或配制丸、散剂的成药时使用。

（4）捣：取净药材，用铜缸捣碎，多用于种子类药材饮片。

（5）打碎：取净药材，用机械破碎成小块。对一些只要求大小不要求形状的药材或饮片适用。

3. 传统切制工具

（1）药刀：分刀身、刀床、刀脑三部分。刀身即刀片，又称刀叶子，多略呈长方形，后上端竖立刀柄，稍向前弯，前下端微有小角突出（俗称刀鼻），上开一小孔，与刀床前端之刀脑联合，组成铡刀状，为切制饮片的主要工具。

切药刀多带有几种附件，即竹把子、刀撮子、刀斗子。如单切用的虎头钳，螃蟹钳，拦药的刀方，接药的药斗，擦刀的油帚子、水帚子。

（2）铁研船：多系生铁铸成，分研槽、研盘两部分。研槽中部阔大，两端较狭，两端翘、中间凹下，状如船形，大小不一，一般以长 1m、中阔 20cm 左右为多，如过大人力踏研不易。研盘为扁圆形铁饼，直径 30cm，中心贯有铁或木轴杆，伸出两旁，全长 20～30cm，操作时两手握住中间轴杆，外用药可两足踏其轴杆上，前后推拉移动，使药物通过推拉研磨而粉碎。研船兼具截切、轧压和研磨等作用，占地少，单人即可操作，粉碎度易于掌控，对于小批量生产来说是十分实用的粉碎工具。

（3）片刀：片刀式样与菜刀相似，刀片薄，刃口为两面，呈弧形，具切、削、片、劈多种功能。

（4）锉：锉为木质、角质药材锉末的工具。

（5）铜杵臼：铜杵臼为舂捣药物器皿，常置于售药柜台前备用，也称为铜缸子。

（6）竹茹刀：竹茹刀形狭长微弯，具有双柄，上方为刀背，下方为刀口，长约 40cm，宽约 10cm，专为刮取竹茹之用。

（7）板刮：呈扁平条状，前端较阔，约 6cm，翘起呈钩形，下面为薄刀口，后部为柄，阔 2～3cm，厚约 1cm，末梢处较薄而锋利，专为刮龟甲或其他骨类药物之用。

（8）闸钳：闸钳亦称铡剪，状如铡刀，刀厚而坚，形狭长，前端与下面垫条相连，末端为柄，供钳破坚硬药物之用。

（9）石磨：石磨为粉碎药物之工具，一般直径 30 ～ 60cm，厚 25 ～ 35cm，大小可按具体需要选择，过大则宜借助外力。现在石磨多为高速粉碎机替代。

（10）石碾：石碾系粗石制成的圆形大碾盘，上置圆柱形石滚称碾砣，碾砣与碾盘接合面均凿有横棱纹，便于碾轧细碎药物。石碾的作用与石磨相近，又具有碾轧之功，以前用畜力带动，现代多用电力带动。碾是使石滚（碾砣）在碾盘上滚动加拖动碾轧来粉碎药物，碾砣和碾盘上均刻有磨沟状纹，利于药物达到规定粒度。现在石碾多为高速粉碎机替代。

（11）石臼：石臼用粗糙的大石块剔凿成，方形或圆形，中有凹窝。大型石臼多用脚踏，系将石臼固定于一处，装置踏板一块，踏板前端正对石臼处，装一石杵，利用杠杆原理，撞击药物。小型石臼可用手舂，只需石臼和杵，不用木架等设施，适用于少量并易于至碎的药物之杵捣。现在石臼多为高速粉碎机替代。

（12）铁锤：铁锤一般用于破碎药材。

（13）乳钵：乳钵由乳盆和研磨棒构成，供研粉用。

4. 现代切制工具

（1）筛药机：常用的筛药机有振荡式筛药机和往复式筛药机等。振荡式筛药机操作时只要将待筛选之药物放在筛底上，启动机器，即可达到筛净之目的。可根据药物大小不同，选用不同孔径之筛底。

（2）真空加温润药机：真空加温润药机一般用于洗药与蒸润，可缩短中药加工生产周期，提高质量，减少损耗，降低成本，整个工序一般只需 40 分钟即可完成。

（3）切药机：切药机常见的有剁刀式切药机和旋转式切药机两类。剁刀式切药机结构简单、适应性强、效率高，一般根、根茎和全草类药材均可切制。旋转式切药机的特点是可以进行颗粒状药材的切片。

（4）干燥机：干燥机常用的有微波式干燥机和热风干燥机等。与自然干燥法相比，使用干燥机不受气候变化的影响，且清洁卫生，并能缩短干燥时间，但须严格控制干燥的温度，以免药效损失。

（三）水制

1. 淋法

淋法一般用于原药材的湿润。其操作方法如下：被处理药材一般不直接放入水中，将药材整齐地直立堆放，用清水自上而下均匀喷淋，喷淋的次数应根据药材质地的不同而异，通常喷淋 2～4 次，均需稍润，以润软适宜切制为度。

本法适用于气味芳香、质地疏松的全草类、叶类和有效成分易随水流失的药材，如薄荷、荆芥、枇杷叶等，用清水浇淋 1～2 次，以能切制即可；对质地较硬的药材，如青蒿、仙鹤草等，还需将茎部放入水中浸泡，叶片不泡，采用闷润，以适宜切制为度。

注意对于全草类、叶类药材，要防止反热而烂叶，每次软化药材量以当日能切完为度，切后应及时干燥。

2. 洗法

淘洗一般用于原药材的湿润，即用饮用水快速洗涤药物的方法。其操作方法如下：将药物投入清水中，经快速洗涤后及时取出，稍润，即可切制。大多数药物洗一次即可，以洁净为准。

本法适用于质地松软，水分易渗入的药材。如陈皮、桑白皮、五加皮、合欢皮、防风、龙胆等。

注意应尽量缩短药材与水接触的时间，防止药物"伤水"和有效成分的流失。

3. 泡法

泡法一般用于中药材的湿润操作，是将药材用清水浸泡一定时间，使其吸入适量水分的方法。其操作方法为先将药材洗净，再注入清水至淹没药材，放置一定时间，视药材质地、大小和季节、水温等灵活掌握，中间不换水，浸泡一定程度后捞取，润软，再切制。一般体积粗大、质地坚实者宜久泡，体积细小、质地疏松者宜少泡；春冬气温低时宜长泡，夏秋气温高时宜短泡；有些质轻遇水漂浮的药材，在浸泡时，需压一重物，使其没入水中浸泡。

本法适用于块根、枝、茎及坚硬果实类药材，如天花粉、乌药、泽泻、白术、山药等。

注意浸泡的时间不宜过长，防止药材"伤水"和有效成分流失而降低疗效。采用浸泡闷润法要本着"少泡多润"的原则，使之软硬适度，便于切制为度。

已淘洗的药物，必须泡者才泡。一般全草类药物用抢水洗或淋湿、闷润方法处理；皮类药物泡 1 ～ 3 小时；根、根茎及茎木类药物、坚硬果实类药物视药材质地而定，一般泡 6 ～ 24 小时不等。

特别坚硬的药物，通常水分不易渗入组织内部，但为了保持药效，又不能长时间浸泡，这时可将药物泡一段时间，取出晾晒一下，使水分挥散一部分，渗入一部分，然后再浸泡。一两次润不透，可重复几次，如槟榔、三棱等。

4. 润法

润法是促使渍湿药材的外部水分徐徐渗入内部，使之柔软，适宜切制的方法。操作时，将淋、洗、泡等法渍湿的药材，置一定容器内或堆置于润药台上，以物遮盖或不遮盖，或结合晒、晾等法，润至柔软适中，符合切制要求时，即行切制。本法在各类药材的软化处理中，密切配合，广泛应用。

质地坚硬或较粗大的药材，如大黄、何首乌、乌药、常山、三棱、泽泻、川芎、白芷等，润一次不易透，可选用"复润法"，即将渍湿的药材闷润后，摊开晾晒至表面微干（此时水分又渗入一部分），再行闷润，如此反复操作至柔软适中为度。晾晒时，如药材表面过干，可适当喷淋清水后，再闷润。含油脂、糖分多的药材，如当归、天门冬、怀牛膝等，为了避免有效成分的损失，可采用吸湿回润法。即在潮湿的地面上铺上席子，将药材放在上面，待其吸潮变软后，即行切制。此法应在阴凉避风处进行，必要时中间翻动 1～2 次。

由于操作中的温度高、湿度大，有的闷润时间较长，特别在夏季操作时，要注意防止药材发黏、变色、变味和霉变等现象的发生。对含淀粉多的药材，如山药、天花粉、泽泻等，尤应特别注意。如发生这种情况，应立即以清水快速洗涤，然后摊开晾晒，再适当闷润。

润法用之得当，既可使药材软化程度适中，利于切制，又可减少有效成分的流失，保证饮片质量。故切药工作中，有"切片三分工，洗润七分巧"的说法，足见润法的重要性。润法得当则加工出的饮片中很少有炸心、翘片、掉边、碎片等现象。

（四）火制

1. 炒法

炒法是中药炮制中应用历史悠久、操作工艺多样的基本方法。根据炒制时加辅料与否，炒法分为清炒和加辅料炒。

（1）清炒：取净选或切制后的饮片，大小分档，置热锅内，用适宜的火力炒至规定程度时，取出，晾凉，过筛，分装，备用。根据药物性质和加热程度的不同，一般分为炒黄、炒焦和炒炭。

①炒黄：炒至体积膨胀、表面淡黄色，或有药物固有气味逸出时，取出、晾凉。如炒麦芽、炒酸枣仁等。

②炒焦：一般即用武火炒至表面焦褐色，断面色变深为度，取出，晾凉。如焦山楂、焦神曲等。

③炒炭：一般即用武火炒至表面焦黑色，断面焦褐色但须存性，取出，摊开，摊晾散热，以免复燃。如地榆炭、黄芩炭、茜草炭等。

炒焦和炒炭易起火燃烧，一般是在出锅前喷淋适量清水灭净火星，出锅，再炒干或晾干。

（2）加辅料炒：净药材与固体辅料拌炒至药材达到规定程度时，取出，立即筛去辅料，摊开，晾凉。

①麸炒：将锅烧热，取净麦麸撒入锅内即冒烟时，加入净药材，迅速翻动，炒至表面颜色变深时取出，筛去麦麸，晾凉。

除另有规定外，每 100kg 净药材，用麦麸 10kg。

②土炒：取灶心土细粉，置热锅内，炒至轻松时，加入净药材，不断翻动，炒至表面挂土黄色时，取出，筛去灶心土细粉，晾凉。

一般每 100kg 净药材，用灶心土 20 ～ 30kg。

③米炒：先将锅烧热，喷洒适量水湿润锅底，把米撒于锅内，使其贴于锅底，待冒烟时，加入净药材，轻轻翻动，炒至米呈淡黄至黄色时，取出，筛去米粒。

除另有规定外，每100kg净药材，用米20kg。

（3）烫：烫法常用的辅料有洁净砂子、蛤粉和滑石粉。取砂子或蛤粉或滑石粉置热锅内，一般用武火加热，炒至轻松或滑利状态时，加入净药材，不断翻埋，烫至表面鼓起、酥脆或至规定程度时，取出，筛去辅料、摊开、晾凉。

烫制后需醋淬者，出锅后立即筛去辅料投入醋中淬酥。

辅料用量以可将药物掩埋为度。需要醋淬时，每100kg净药材，用米醋30kg。

2. 炙法

炙法是将净制或切制后的饮片与适宜的液体辅料共同拌匀闷润，待液体辅料被吸尽后，将药物置于热锅中采用适宜的火力加热，使辅料渗入药材组织内部（或待药物炒热或到规定程度喷洒液体辅料）的一种炒炙方法。根据所用液体辅料的不同，炙法可分为酒炙、醋炙、姜炙、盐炙、蜜炙、油炙等。

（1）酒炙：酒炙方法有两种。一是先拌酒后炒药。将净制或切制后的药物与定量酒拌匀，稍闷润，待酒被吸尽后，置炒制容器内，用文火炒干，取出，晾凉。适用于质地坚实的根及根茎类药物，如黄连、川芎等。二是先炒药后加酒。将净选或切制后的药物，置炒制容器内，文火炒至一定程度，再边炒边喷洒定量的酒，炒干，取出晾凉。适用于质地疏松和易碎的药物，如五灵脂。

大多数药物采用第一种方法，因第二种方法不易使酒渗入药物内部，加热翻炒时，酒易迅速挥发，所以一般少用。

酒炙法所用的酒以黄酒为主。黄酒用量除另有规定外，一般为每 100kg 药物，用黄酒 10 ～ 20kg。

（2）蜜炙：蜜炙一般有两种操作方法。一是先拌蜜水闷润后炒的方法。取净饮片，加定量炼蜜水（定量炼蜜加适量沸水搅拌提前均匀备用）拌匀闷润，至蜜水液被吸尽（渗入饮片内部），置热锅内，文火炒至不粘手时，取出，摊开，晾凉。如蜜炙黄芪、蜜炙甘草等。二是先将药炒热后加蜜水炒的方法。取净饮片，置热锅内，用文火加热，不断翻炒，待炒到上火色或到规定程度时加入定量蜜水，继续翻炒至不粘手为度，取出，摊开，晾凉。如蜜炙百合、蜜炙槐角等。

炼蜜用量一般为，每 100kg 净药材，用炼蜜 25kg。

（3）醋炙：醋炙一般有两种操作方法。一是先将药物与米醋拌润后炒。取净饮片，加米醋拌匀，闷润至醋液吸尽，置锅内，文火炒至规定的程度时，取出，摊开，晾凉。如醋炙柴胡等。二是先将药物炒热后加米醋拌炒。将饮片置热锅内，用文火加热，不断翻炒。待炒到规定程度时均匀喷洒定量米醋，继续翻炒至上火色或至规定程度时，取出，摊开、晾凉。如醋制乳香、醋制五灵脂等。

除另有规定外，每 100kg 净药材，用米醋 20kg。

（4）盐水炙：盐水炙一般有两种操作方法。一是先将药物炒热药后加食盐水拌炒。将净饮片置热锅内，用文火将药物炒热，取定量食盐水（定量食盐加适量沸水搅拌提前均匀制成盐水备用）喷洒于炒至适中的药物上，继续翻炒至干或微上火色时，取出，摊开，晾凉。如盐车前子。二是先将药物加食盐水拌润后炒药。取净饮片，加定量食盐水拌匀，闷润至醋液吸尽，置热锅内，文火炒干或至规定的程度时，取出，摊开，晾凉，如盐杜仲等。

食盐水制备方法：一般取定量食盐加入 3 ～ 5 倍的温热水完全溶化，备用。

除另有规定外，每 100kg 净药材，用食盐 2kg。

（5）姜汁炙：姜汁炙一般有两种操作方法。一是先将药物炒药后加姜汁。将饮片置锅内，用文火加热不断翻动，再取定量姜汁喷洒均匀，炒至颜色加深即得。二是先拌姜汁后炒。取净饮片，加姜汁拌匀，闷透，置热锅内，文火炒至规定的程度时，取出，摊开，晾凉。

姜汁制备方法：取鲜姜洗净泥土，切成小块、捣烂，用布包好，置压榨机内榨取汁液，剩余姜渣再加水榨汁，至渣干汁尽，合并姜汁。或鲜姜切片，置锅内加水共煮沸。第一煎 2 小时、第二煎 1 小时，共煎 2 次，合并 2 次煎煮液，弃渣，即得。一般 10kg 鲜姜得煎汁合计约 12L。

除另有规定外，每 100kg 净药材，用鲜姜 10kg 或干姜 3kg。

（6）油炙

①炼制羊脂油：取羊脂油，清洁干净，切成寸块，置热锅内，加热炼制，熔化，滤取油，弃渣，备用。

②羊脂油炙淫羊藿：将锅烧热，加入定量淫羊藿丝或淫羊藿叶片至锅中文火炒热，加入定量炼制羊脂油淋洒于炒热的淫羊藿上，不断翻炒至浮油吸尽，淫羊藿丝叶面显光亮时，取出，摊开，晾凉。

除另有规定外，一般每 100kg 净药材，用炼制羊脂油 20 ～ 30kg。

③芝麻油炙：取芝麻油置锅内加热至沸，加入净药材炒至规定程度，捞出，晾凉。

（7）鳖血炙：取鲜鳖血加适量水，投入净药材，拌匀，置热锅内，用文火炒至规定程度时，取出，摊开，晾凉。

除另有规定外，每 100kg 净药材，用活鳖 12.5kg。鳖血作为辅料使用是以活鳖重量计算的，不是以鳖血重量计算的。

（8）豆腐炙：取净药材与豆腐同置锅内，加水共煮至豆腐显黑绿色时，取出，摊开，漂净，阴干。或在豆腐上挖出不透底的槽，将药材放入后再用豆腐盖严，煮至规定时间，取出，摊开，洗净，干燥，晾凉。

除另有规定外，每 100kg 净药材，用豆腐 400kg。

（9）牛乳炙：取鲜牛乳与净药材碎末同置磁盆内，浸泡，时常搅拌至成稠膏状时，取出，置容器内，低温通风阴干。

除另有规定外，每 100kg 净药材，用鲜牛乳 200kg，如蟾酥。

3. 煅法

煅法包括明煅、煅淬和闷煅法，分别适用于质地坚硬的矿物类、贝壳类、动物骨骼类以及质地轻松的全草类等药物。

（1）明煅

①敞锅煅：含结晶水的矿物类药材，不需煅至红透，但需要完全失去结晶水，或全部形成蜂窝状的固体状，取出，摊开，加工成小碎块。因本法煅制是以药物失去结晶水为目的，所以煅制时是敞着锅不盖锅盖的，故又称为"敞锅煅"。如煅枯矾。

②直火煅：取制成小块的净药材至煅炉或适宜的容器内，煅烧至红透或酥脆时，取出，摊开，晾凉。此法可用反射炉煅，明火直接煅烧，故称"直火煅"。如煅禹粮石、煅牡蛎等。

对于需要煅淬的药材类，是在煅至红透后立即将其液体辅料中浸淬，浸淬至酥，取出，摊开，晾干。对于不易煅透、淬酥的药物要进行再次煅淬。如煅自然铜、煅阳起石等。

需要液体辅料淬时，一般每100kg药物，用米醋55～65kg；每100kg药物，用黄酒30kg。

（2）焖煅：焖煅又称扣锅煅，是将净药材直接置锅内，装最多八成满，上盖一同大或稍小的锅，两锅接合处用黄土泥或盐泥封严，上压一重物，上锅底于脐处贴一白纸条，初多用武火加热，逐步微微减低火力至武火与中火之间的火力时，持续烧至锅底白纸呈微黄色或黄棕色时，停火，待锅凉后或次日取出，加工成碎块。如煅干漆炭、煅血余炭等。

4. 煨法

将药物用湿面或湿纸包裹，埋于无烟火尽热灰中加热的炮制方法称为煨法。可除去药物中部分挥发性成分或刺激性成分，以降低药物的副作用，缓和药性，增强疗效，故有"煨者去燥性"之说。现在亦有用滑石粉、麦麸、吸油纸煨者。

（1）滑石粉煨：将滑石粉置锅内加热，炒至滑利状态时，加入药材，煨至滑石粉颜色变深、药材表面焦黄色为度，以药物除去部分油脂，如煨肉豆蔻。

（2）纸煨：将饮片闷湿后层层包纸润湿，置炉台或烘干设施内加热，以降低其燥性，如木香。

（3）面裹煨：取面粉加水和成团块，压成薄片，取净药材逐个包裹或用水泛法将药材包裹面粉3～4层，晒至半干，倒入已炒热的滑石粉锅内，用文火煨至表面焦黄色，断面色变深时，取出，摊开，剥去表皮，晾凉。

（4）麦麸煨：将麦麸和药材同置锅内，用文火加热并适当翻动，至麦麸呈焦黄色、药物呈深棕色或焦黄色时取出，筛去麦麸，晾凉。如诃子、肉豆蔻。

5. 燎法

将药材置火焰上短时间燎烧、刷，去掉外皮的绒毛。如鹿茸用酒精灯烤燎或酒精喷灯烧燎以刷去绒毛。燎烧时要掌握火候，使绒毛迅速焦化，注意不要使药材表皮焦煳以免影响质量。

（五）水火共制

本类炮制方法既要用水又要用火，故称为水火共制，有些药物在炮制时还须加入其他辅料，以符合医疗要求。

1. 蒸法

（1）清水蒸：将药材置笼屉内加热，利用水蒸气将药材蒸透。如桑螵蛸。

（2）加辅料蒸：加辅料蒸也称"隔水蒸"或"炖"。将药材与定量的辅料拌匀，闷润，置锅内，隔水加热，炖透，使色加深或变黑。如熟地黄等。

2. 煮法

将药材与水或辅料共煮，通常有两种方法：一种为煮至吸尽辅料，如制甘遂制远志等；另一种是与辅料共煮至规定程度后捞出，弃去辅料，如豆腐制珍珠等。

3. 焯法

将药材投入沸水中，翻动片刻，捞入冷水中，以去掉外皮。如桃仁、苦杏仁等。

（六）其他制法

对某些药物采用复制法、发酵法、发芽法、制霜法、提净法、干馏法及拌衣法等加工炮制方法，统列为其他制法。其目的是增强药物的疗效，改变或缓和原有的性能，降低或消除药物的毒性或副作用，使药物达到一定的纯净度，利于调剂、制剂，或便于粉碎、贮存等。

1. 复制法

将净选后的药物加入一种或数种辅料，按规定操作程序，反复炮制。如胆南星。

2. 发酵法

取辅料加水煮两次，滤过。取滤液置锅内，加入净药材共煮至膨胀，药液吸尽，取出，再与规定的辅料拌匀，装容器内，盖严，置适宜温度处，待全部发酵后，取出，摊开，干燥，去净辅料。如淡豆豉。

取规定量药物粉末与规定量面粉，加水拌匀，模压成块，放置发酵至规定时间、规定性状时，切成块，干燥。如六神曲等。

3. 发芽法

将豆类或谷物类的药材，用水湿润，保持一定温度、湿度，适时淋水，使其发芽至规定程度。如麦芽、稻芽、谷芽。

4. 制霜法

制霜法有去油制霜法和渗析制霜法。

（1）去油制霜：除另有规定外，取净药材种仁碾碎如泥，用豆包布包裹，经微加热，置压榨器具内压榨，除去多余油脂后，取剩余部分，研成符合规定要求的松散粉末。如瓜蒌子霜、千金子霜、巴豆霜。

（2）渗析制霜：将整西瓜上端切开，取出少许瓜瓤，加入规定量净药材，搅匀，或置泥瓦罐内，封口，置阴凉通风处，待霜析出后扫下，纸包，挂通风处风化，过筛。如西瓜霜。

5. 提净法

取规定辅料，洗去泥土，切成片，置锅内，加适量水，加热煮至规定程度时，加入需精制的药材，搅拌，使全部溶解、滤过，滤液置适宜容器内，置凉处静待结晶，取结晶，干燥。

6. 干馏法

药物置容器内不加水用火灼烤，使产生液汁的方法称为干馏法。

干馏法温度较高，一般在 120～450℃进行，但由于原料不同，各物裂解度也不一样，如蛋黄油以 280℃左右、竹沥油在 360～400℃为宜，豆类油一般在 400～450℃制成。

可用砂浴加热，在干馏器上部收集冷凝的液状物或在容器周围加热，在下口收集液状物。药料由于加热产生了一系列复杂的质的变化，形成了新的化合物。以鲜竹、米糠干馏所得的化合物是以不含氮的酸性物质为主要成分；含蛋白质类动植物药如鸡蛋黄、大豆，干馏所得的化合物是以含氮碱性物质为主要的活性成分。

7. 拌衣法

取净药材，加适量水拌匀，撒入规定量辅料细粉再拌匀，待药物表面贴附一层细粉后，取出。如朱砂拌麦冬、朱砂拌茯苓、朱砂拌远志等。

二、需临方炮制的中药及使用的设备

药物在调剂或制剂前，因质地特殊或形状较小等不宜切制，要求调剂人员用时捣碎、打碎、研碎、粉碎、砸碎或剪碎。中药饮片"用时捣碎"有利于保存药性，利于有效成分的煎出，充分发挥药物疗效。

用时捣碎在保证中药饮片质量和临床疗效上具有重要意义，在相同条件下，原药材与其饮片或粗末相比更便于储藏。当中药饮片经干燥粉碎后，与空气接触面积增大，受环境温湿度及空气的影响，更易发生氧化、还原、分解等化学变化，进而出现发霉、变色、走油、风化等变质现象。如将肉桂捣碎，植物组织破碎，所含桂皮醛易被氧化成桂皮酸使肉桂变性；若将苦杏仁、桃仁等打碎，在酶的作用下，苦杏仁苷易被分解产生氢氰酸而失去止咳化痰作用；若将沉香粉碎容易挥发，会导致药效的降低或消失。

另外，一定要按照《中国药典》（2020版）一部饮片"炮制"项下"用时捣碎"的规定来使用中药饮片。例如肉桂、沉香等不能提前捣碎或研粉，需临用前捣碎或研粉。

用时捣碎的品种不宜在生产加工饮片时捣碎，而应在临用时捣碎，所以对医疗机构而言，应按照饮片标准采购饮片，不能由批发企业提前捣碎。

使用设备有粉碎机、铜缸、剪子等。

用时捣碎的饮片品种：丁香、儿茶、刀豆、白矾、肉桂、芥子、豆蔻、诃子、海马、青果、草果、砂仁、荜茇、桃仁、黄连、橘核、薏仁、海龙、大皂角、山慈菇、千金子、川楝子、五味子、牛蒡子、平贝母、白扁豆、瓜蒌子、母丁香、竹节参、决明子、红豆蔻、郁李仁、使君子、草豆蔻、荔枝核、牵牛子、珠子参、莱菔子、益智仁、娑罗子、预知子、甜瓜子、猪牙皂、鹿角霜、黑芝麻、酸枣仁、生川乌、白果仁、生半夏、亚麻子、西洋参、延胡索、自然铜、苦杏仁、胡黄连、煅赤石脂。

其他需用时处理的品种：麝香用时研碎；人参用时粉碎、捣碎；大枣用时破开或去核；生姜用时切厚片；沉香用时捣碎或研成细粉；榧子去壳取仁，用时捣碎；桑螵蛸用时剪碎；蓖麻子用时去壳，捣碎；白附子外用，生品适量捣烂；木鳖子仁去壳取仁，用时捣碎。

第五章 医疗机构临方炮制的质量管理

一、临方炮制室的设置要求

中药炮制是我国特有的传统制剂技术，在制剂过程中，应符合国家药监部门的相关规定。各级医院要贯彻"医药结合，医药并重"的指导思想。中药炮制加工设施必须与加工的饮片相适应，以不断提高中药饮片的质量。应配备能保证质量的设备设施。易燃、易爆岗位设防燃防爆报警设施。相应的药检室配置必要的检测仪器及设施。

1. 炮制室人员设置要求

《医院中药饮片管理规范》（国中医药发〔2007〕11号）第十条规定"负责中药饮片临方炮制工作的，应当是具有三年以上炮制经验的中药学专业技术人员"等。国家中医药管理局的有关规定也支持临方炮制。

2. 炮制室炮制标准要求

中药饮片临方炮制人员在进行炮制时，所用辅料用量和操作方法，必须符合《中国药典》、国家中医药管理局《中药饮片质量标准通则（试行）》、《全国中药炮制规范》、各医院属地地方中药饮片炮制规范等的规定，保证配方质量，确保患者用药安全有效。

3. 炮制室设置标准要求

《医院中药房基本标准》（国中医药发〔2009〕4号）有临方炮制的规定，总平面布置时应合理布局，保持制剂用房与其他用房的合理间距，确保生产区及进出通道安全畅通。

二、临方炮制室的工作制度

1. 中药加工炮制工作必须由熟悉中药知识，并有实际操作经验的中药专业人员担任。临方炮制的饮片在《中国药典》、各省中药炮制规范指导下和生产实践经验基础上，制定标准操作规程。

2. 炮制室应备有炮制饮片所需的工器具和辅料，辅料比例和质量应符合《中国药典》或各省市炮制规范的要求，不得擅自更改。

3. 各种药料临方炮制前首先要进行净制处理，拣出伪劣品种、杂物、非药用部位等，必须符合标准，以保证加工前药品质量。

4. 需要软化的药物应根据气候和药材质地、性质、大小分别采用水洗、湿润等适合的软化方法并掌握软化时间。为防止药汁流失及其他可能影响饮片质量的情况出现，应及时切制、干燥。

5. 炒制饮片要严格掌握火候，炒制要均匀，蜜炙不粘手。籽、果类药要炒到爆裂并有香味；蒸、煮、煅要制透；炒炭要存性。

6. 炒炭药要注意熄灭火星，摊晾冷透后分装，防止火灾发生。

7. 操作人员注意个人卫生，操作时穿戴工作衣帽，防止不洁物污染药品，炮制室保持清洁卫生，炮制用具应擦洗干净。

药物炮制后要及时记录。

三、临方炮制人员职责

1. 应配备熟悉中药加工炮制并有实际经验的专业人员担任。加工炮制应认真负责，确保质量。

2. 对中药加工炮制按《中国药典》及各省中药炮制规范规定的方法操作，需特殊加工炮制的按医嘱处理。

3. 对所用药材及原辅料保证符合质量要求。使用辅料用量不得任意增减，浸泡药材要用清洁水，泡过一种药的水不得再泡另一种药。

4. 加工切制饮片应注意规格。饮片不得直接于地上（可置于托盘等适应卫生的器具上）晾晒、干燥。对含挥发油及易变质的药材，宜阴干或低温干燥。

5. 保证炮制饮片的火候、成色，并注意保存药效。喷洒液体辅料须用喷壶，兑水要用开水。炒炭要注意存性及防火，置于不易燃烧的容器内，炮制毒性或有刺激性的药物，应与一般中药分开操作。炮制操作时必须穿戴好防护用具，器具用完后应彻底清洗。对饮片及辅料要妥善处理，以免发生中毒事故。

6. 对于加工炮制好的中药饮片，须经质检人员检查合格后，方可入库。

7. 认真做好中药饮片的炮制加工、辅料保管、差错事故登记工作。建立饮片质量档案，设立加工炮制样品橱。

8. 定期对加工炮制设备及器具等进行维修养护，规范化管理。

9. 保证加工炮制场所清洁卫生，保证通风、除尘、消防等设施正常有效。

下篇　各论

第六章　根及根茎类

炒白前

【来源】本品为白前的炮制加工品。白前来源于萝藦科植物柳叶白前 *Cynanchum stauntonii*（Decne.）Setltr.ex Lévl. 或芫花叶白前 *Cynanchum glaucescens*（Decne.）Hand.–Mazz. 的干燥根茎和根。秋季采挖，洗净，晒干。

【炮制方法】取净白前段，置热锅内，用文火加热，不断翻炒，炒至深黄色，微焦，取出，摊开，晾凉。

加工流程图：

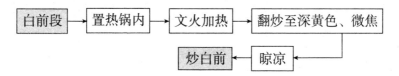

【炮制设备及器具】筛、炒锅、料盘等。

【成品性状】形如白前段，表面具焦斑。

【炮制作用】炒后偏于温肺散寒、化痰止咳。

【性味归经】辛、苦，微温。归肺经。

【功能主治】降气，消痰，止咳。用于肺气壅实，咳嗽痰多，胸满喘急。炒白前多用于寒痰或痰湿，咳喘。

【用法用量】3～10g。

【贮藏】置通风干燥处。

【附注】

①文献记载:《增广验方新编》"饭上蒸一次再炒"。

②临床上和白前有关的饮片规格有"白前、炒白前和蜜白前"，其相关区别如下表（表6-1）所示。

表6-1　白前、炒白前和蜜白前的比较

炮制规格	性味归经	功能主治	炮制方法
白前	辛、苦，微温。归肺经	降气，消痰，止咳。用于肺气壅实，咳嗽痰多，胸满喘急	取原药材，除去杂质，洗净，润透，切段，干燥
炒白前	辛、苦，微温。归肺经	炒白前多用于寒痰或痰湿，咳喘	用文火加热，炒至老黄色，微焦，取出晾凉
蜜白前	辛、苦，微温。归肺经	缓和白前对胃的刺激性，增强润肺降气、化痰止咳的作用。用于肺虚咳嗽，肺燥咳嗽，咳嗽痰多	取炼蜜，加适量开水稀释，淋于净白前段内拌匀，闷润，置炒制容器内，用文火加热，炒至表面深黄色，不粘手时，取出，晾凉

炒牡丹皮

【来源】本品为牡丹皮的炮制加工品。牡丹皮来源于毛茛

科植物牡丹 *Paeonia suffruticosa* Andr. 的干燥根皮。秋季采挖根部，除去细根和泥沙，剥取根皮，晒干或刮去粗皮，除去木心，晒干。前者习称"连丹皮"，后者习称"刮丹皮"。

【炮制方法】将净牡丹皮片置热锅内，不断翻炒，中火加热，炒至颜色加深、略有焦斑时，取出，摊开，晾凉。

加工流程图：

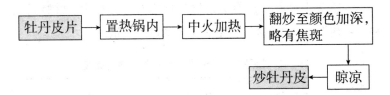

【炮制设备及器具】炒锅、筛子、料盘等。

【成品性状】形如丹皮片，表面黑褐色。

【炮制作用】炒后和血。

【性味归经】苦、辛，微寒。归心、肝、肾经。

【功能主治】清热凉血，活血。用于热入营血，温毒发斑，吐血衄血，夜热早凉，无汗骨蒸，经闭痛经，跌仆损伤，痈肿疮毒。

【用法用量】6～12g。

【贮藏】置阴凉干燥处。

【附注】

①文献记载:《药性切用》记载，"辛苦微寒，入手足少阴、厥阴，泻血中伏火，散瘀除烦，退无汗之骨蒸。生用凉血炒和血。妊妇忌之"。

②古方举隅：暑湿侵脾，下痢红积，更衣腹痛后重，乍寒乍热，脉弦滑数，宜清解阳明。

处方：煨葛根、煨木香、青蒿子、木猪苓、炒条芩、枳壳、炒丹皮、青荷梗、炒川连、楂炭、银花或用白槿花。

主治：暑湿侵脾，下痢红积，更衣腹痛后重，乍寒乍热，脉弦滑数。

用法用量：或用白头翁汤。或用淡芩元明粉三五分拌之。

组方出处：《凌临灵方》。

③临床上和牡丹皮有关的饮片规格有"牡丹皮、炒牡丹皮和丹皮炭"，其相关区别如下表（表6-2）所示。

表6-2　牡丹皮、炒牡丹皮和牡丹皮炭的比较

炮制规格	性味归经	功能主治	炮制方法
牡丹皮	苦、辛，微寒。归心、肝、肾经	清热凉血，活血。用于热入营血，温毒发斑，吐血衄血，夜热早凉，无汗骨蒸，经闭痛经，跌仆损伤，痈肿疮毒	拣去杂质，除去木心，洗净，润透，切片，晾干
炒牡丹皮	苦、辛，微寒。归心、肝、肾经	炒后和血	将牡丹皮片置热锅内，不断翻炒，中火加热，炒至颜色加深、略有焦斑时，取出，摊开，晾凉
牡丹皮炭	苦、辛，微寒。归心、肝、肾经	凉血止血，用于吐血、衄血	将牡丹皮片置热锅内，不断翻炒，中火加热，炒至黑褐色时，喷洒少量清水，灭尽火星，取出，摊开，晾凉

牡丹皮炭

【来源】本品为牡丹皮的炮制加工品。牡丹皮来源于毛茛科植物牡丹 *Paeonia suffruticosa* Andr. 的干燥根皮。秋季采挖根

部，除去细根和泥沙，剥取根皮，晒干或刮去粗皮，除去木心，晒干。前者习称"连丹皮"，后者习称"刮丹皮"。

【炮制方法】将净牡丹皮片置热锅内，不断翻炒，中火加热，炒至黑褐色时，喷洒少量清水，灭尽火星，取出，摊开，晾凉。

加工流程图：

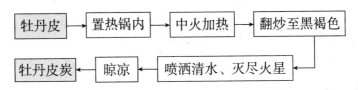

【炮制设备及器具】炒锅、筛子、料盘等。

【成品性状】形如牡丹皮片，呈黑褐色，气微香，味微苦而涩。

【炮制作用】用于止血。

【性味归经】苦、辛，微寒。归心、肝、肾经。

【功能主治】清热凉血，活血化瘀。用于热入营血，温毒发斑，吐血衄血，夜热早凉，无汗骨蒸，经闭痛经，跌仆伤痛，痈肿疮毒。

【用法用量】6～12g。

【贮藏】置阴凉干燥处。

【附注】

①文献记载：元代《十药神书》有牡丹皮炭，烧灰存性的记载。

②古方举隅：十灰散。

处方：大蓟、小蓟、荷叶、侧柏叶、白茅根、茜草根、栀子、大黄、丹皮、棕榈皮各9g。各药炒炭存性，研细为末，藕汁或萝卜汁磨京墨适量，每次调服 9 ～ 15g。亦可作汤剂，水煎服，用量按原方比例酌定。

功能主治：具有凉血止血之功效。主治血热妄行证。症见吐血、呕血、咯血、咳血，血色鲜红，面赤唇红，心烦口渴，小便短赤，大便秘结。

用法用量：用时先将白藕捣破绞汁，或萝卜汁磨真京墨半碗，调灰 5 钱，食后服下。

组方出处：《十药神书·劳证卷》。

③临床上和牡丹皮有关的饮片规格有"牡丹皮、炒牡丹皮和牡丹皮炭"，其相关区别见表 6-2。

炒甘草（炙甘草、麸炒甘草）

【来源】本品为甘草的炮制加工品。甘草来源于豆科植物甘草 *Glycyrrhiza uralensis* Fisch.、胀果甘草 *Glycyrrhiza inflata* Bat. 或光果甘草 *Glycyrrhiza glabra* L. 的干燥根及根茎。春、秋二季采挖，除去须根，晒干。

【炮制方法】

炙甘草：取炼蜜，加适量沸水稀释。取净甘草片置适宜容器中，淋入蜜水，拌匀，闷润 2 ～ 4 小时，置热锅内，不断翻炒，用文火炒至深黄色，不粘手时，取出，摊开，晾凉。

每 100kg 甘草片，用炼蜜 25 ～ 30kg。

炒甘草：取净甘草片置热锅内，不断翻炒，文火加热，炒至深黄色时，取出，摊开，晾凉。

麸炒甘草：取麦麸。将锅烧热至投入麦麸即冒烟时，投入麦麸，加入净甘草片，中火加热，炒至甘草切面呈黄色，取出，筛去麦麸，摊开，晾凉。每 100kg 甘草片，用麦麸 10kg。

加工流程图：

①炙甘草

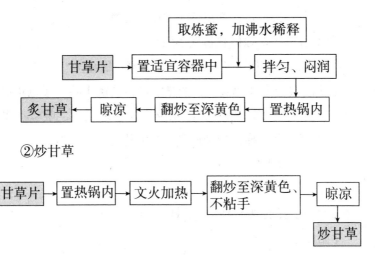

②炒甘草

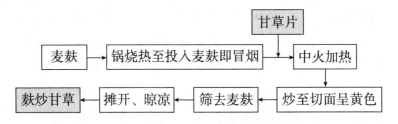

③麸炒甘草

【炮制设备及器具】炒锅、金属筛、料盘、蜜桶、簸箕等。

【成品性状】

炙甘草：表面黄色至深黄色，微有光泽，略有黏性，气焦香，味甜。

炒甘草：表面深黄色，偶有焦斑。

麸炒甘草：表面深黄色，偶有焦斑。

【炮制作用】

炙甘草：增强补脾和胃，益气复脉作用。

炒甘草：去凉性，存温性，去壅滞之性。

麸炒甘草：增强健脾益气作用。

【性味归经】甘，平。归心、肺、脾、胃经。

【功能主治】补脾益气，清热解毒，祛痰止咳，缓急止痛，调和诸药。用于脾胃虚弱，倦怠乏力，心悸气短，咳嗽痰多，脘腹、四肢挛急疼痛，痈肿疮毒，缓解药物毒性、烈性。

【用法用量】1.5 ～ 9g。

【注意】不宜与京大戟、芫花、甘遂、海藻同用。

【贮藏】置通风干燥处，防蛀。

【附注】

①文献记载：唐代《千金翼方》最早见有"蜜煎甘草涂之"的记载。此后，宋《太平惠民和剂局方》曰："蜜炒"。明代《炮炙大法》曰："切片用蜜水拌炒"。明代《先醒斋广笔记》、清代《成方切用》都提到"去皮蜜制"。汉代《金匮要略方论》中最先记有"炒"。此后，文献还记述了炒的不同要求，如宋代《博济方》曰"炒存性""炒令黄"。金代《儒门事亲》曰"剉，炒"，元代《瑞竹堂经验方》曰"微炒"，清代《霍乱论》曰："去皮微炒"。明代《普济方》中见有炮再"麸炒"的记载。

②古方举隅：

处方：用炒甘草二两，桔梗（淘米水浸一夜）一两，加入阿胶半斤。

主治：肺热喉痛。

用法用量：每服五钱，水煎服。

组方出处：《本草纲目》。

③临床上和炒甘草有关的饮片规格有"生甘草、蜜甘草、炒甘草和麸炒甘草"，其相关区别如下表（表6-3）所示。

表6-3　生甘草、蜜甘草、炒甘草和麸炒甘草的比较

炮制规格	性味归经	功能主治	炮制方法
生甘草	甘，平。归心、肺、脾、胃经	补脾益气，清热解毒，祛痰止咳，缓急止痛，调和诸药。用于脾胃虚弱，倦怠乏力，心悸气短，咳嗽痰多，脘腹、四肢挛急疼痛，痈肿疮毒，缓解药物毒性、烈性	取原药材，除去杂质，大小分开，洗净，浸泡10～12小时，取出，闷润12～24小时，至内外湿度一致；或投入浸润罐，加水适量，浸润约90分钟，至折断面无干心，取出，晾至内外软硬适宜，切厚片，干燥，筛去碎屑
炙甘草	甘，平。归心、肺、脾、胃经	补脾益气，清热解毒，祛痰止咳，缓急止痛，调和诸药。用于脾胃虚弱，倦怠乏力，心悸气短，咳嗽痰多，脘腹、四肢挛急疼痛，痈肿疮毒，缓解药物毒性、烈性	取炼蜜，加适量沸水稀释。取甘草片置适宜容器中，淋入蜜水，拌匀，闷润2～4小时，置热锅内，不断翻炒，用文火炒至深黄色，不粘手时，取出，摊开，晾凉
炒甘草	甘，平。归心、肺、脾、胃经	补脾益气，清热解毒，祛痰止咳，缓急止痛，调和诸药。用于脾胃虚弱，倦怠乏力，心悸气短，咳嗽痰多，脘腹、四肢挛急疼痛，痈肿疮毒，缓解药物毒性、烈性	取甘草片置热锅内，不断翻炒，文火加热，炒至深黄色时，取出，摊开，晾凉
麸炒甘草	甘，平。归心、肺、脾、胃经	补脾益气，清热解毒，祛痰止咳，缓急止痛，调和诸药。用于脾胃虚弱，倦怠乏力，心悸气短，咳嗽痰多，脘腹、四肢挛急疼痛，痈肿疮毒，缓解药物毒性、烈性	取麦麸。将锅烧热至投入麦麸即冒烟时，投入麦麸，加入甘草片，中火加热，炒至甘草切面呈黄色，取出，摊开，筛去麦麸，晾凉

鳖血银柴胡

【来源】本品为银柴胡的炮制加工品。银柴胡来源于石竹科植物银柴胡 *Stellaria dichotoma* L.var. *lanceolata* Bge. 的干燥根。春、夏间植株萌发或秋后茎叶枯萎时采挖；栽培品于种植后第三年 9 月中旬或第四年 4 月中旬采挖，除去残茎、须根及泥沙，晒干。

【炮制方法】先将活鳖杀死取血，加温水适量，搅匀，将银柴胡片置适宜容器内，与鳖血拌匀，闷润 1 ～ 2 小时，置热锅内，不断翻炒，文火加热，炒至颜色稍加深，取出，摊开，晾凉。

每 100kg 银柴胡片，用活鳖 12.5kg。用时取鳖血。

加工流程图：

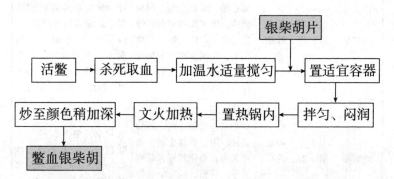

【炮制设备及器具】刀、暖瓶、炒锅、筛子、料盘等。

【成品性状】形如银柴胡片。表面颜色加深，带有血腥气。

【炮制作用】取其滋阴补气，能退骨蒸劳热。

【性味归经】甘，微寒。归肝、胃经。

【功能主治】清虚热，除疳热。用于阴虚发热，骨蒸劳热，小儿疳热。鳖血银柴胡养阴之力强，虚劳骨蒸更效。

【用法用量】3 ～ 10g。

【贮藏】置通风干燥处，防蛀。

【附注】

临床上和银柴胡有关的饮片规格有"银柴胡和鳖血银柴胡"，其相关区别如下表（表6-4）所示。

表6-4 银柴胡和鳖血银柴胡的比较

炮制规格	性味归经	功能主治	炮制方法
银柴胡	甘，微寒。归肝、胃经	清虚热，除疳热。用于阴虚发热，骨蒸劳热，小儿疳热	拣去杂质，去苗，用水洗净，稍浸泡捞出，润透，切片，晒干
鳖血银柴胡	甘，微寒。归肝、胃经	养阴之力强，治虚劳骨蒸更有效	先将活鳖杀死取血，加温水适量，搅匀，将银柴胡片置适宜容器内，与鳖血拌匀，闷润1～2小时，置热锅内，不断炒，文火加热，炒至颜色稍加深，取出，摊开，晾凉

鳖血柴胡

【来源】本品为柴胡的炮制加工品。柴胡来源于伞形科植物柴胡 *Bupleurum chinense* DC. 或狭叶柴胡 *Bupleurum scorzonerifolium* Willd. 的干燥根。按性状不同，分别习称"北柴胡"和"南柴胡"。春、秋二季采挖，除去茎叶和泥沙，干燥。

【炮制方法】先将活鳖杀死取血，加温水适量，搅匀，将柴胡片置适宜容器内，与鳖血拌匀，闷润1～2小时，置热锅内，不断翻炒，文火加热，炒至颜色稍加深，取出，摊开，晾凉。

每100kg柴胡，用活鳖12.5kg。用时取鳖血。

加工流程图：

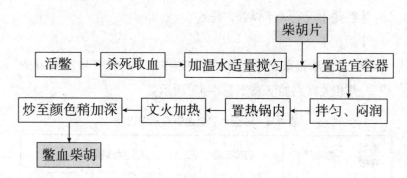

【炮制设备及器具】刀、暖瓶、炒锅、筛子、料盘等。

【成品性状】鳖血柴胡形如柴胡片，色泽加深，具血腥气。

【炮制作用】取其滋阴，能去骨蒸劳热。

【性味归经】苦，微寒。归肝，胆经。

【功能主治】柴胡功能疏肝升阳，疏散退热，多用于感冒发热，寒热往来，疟疾，胸胁胀痛，月经不调，子宫脱垂，脱肛。鳖血柴胡多用于虚热，胁下痞痛。

【用法用量】3～9g。

【贮藏】密闭，置阴凉干燥处。

【附注】

①文献记载：清代陈修园所著《长沙方歌括》中有"浙省江苏每用必以鳖血拌蒸，最多不过二钱"的记载。

②古方举隅：当归活血汤

处方：柴胡（鳖血炒）、黄芩（酒炒）、红花各一钱，牡丹皮、生地黄各二钱，当归尾一钱半，桃仁、益元散（包煎）各三钱。

主治：主治妇人中风七八日，寒热如疟，发作有时，热入血室，其血必结，经水适断者。

用法用量：水煎服。

组方出处：《重订广温热论》。

③临床上和柴胡有关的饮片规格有"柴胡、醋柴胡和鳖血柴胡"，其相关区别如下表（表6-5）所示。

表6-5　柴胡、醋柴胡和鳖血柴胡的比较

炮制规格	性味归经	功能主治	炮制方法
柴胡	辛、苦，微寒。肝、胆、肺经	疏肝升阳，疏散退热，多用于感冒发热，寒热往来，疟疾，胸胁胀痛，月经不调，子宫脱垂，脱肛	除去茎叶和泥沙，干燥
醋柴胡	辛、苦，微寒。肝、胆、肺经	缓和升散之性，增强疏肝止痛作用，多用于肝郁气滞的胁痛、腹痛及月经不调等	取柴胡生片加米醋拌匀，闷润至透，置炒药锅内，用文火加热炒干，取出晾凉
鳖血柴胡	辛、苦，微寒。肝、胆、肺经	能填阴滋血，抑制浮阳，增强清肝退热的功效，可用于热入血室，骨蒸劳热	先将活鳖杀死取血，加温水适量，搅匀，将柴胡片置适宜容器内，与鳖血拌匀，闷润1～2小时，置热锅内，不断翻炒，文火加热，炒至颜色稍加深，取出，摊开，晾凉

炒椿皮

【来源】本品为椿皮的炮制加工品。椿皮来源于苦木科植物臭椿 *Ailanthus altissima*（Mill.）Swingle 的干燥根皮或干皮。全年均可剥取，晒干，或刮去粗皮晒干。

【炮制方法】取椿皮饮片置热锅内，不断翻炒，文火加热，炒至表面呈黄色时，取出，摊开，晾凉。

加工流程图：

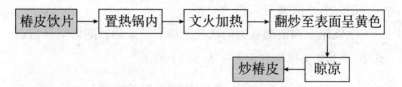

【炮制设备及器具】炒锅、筛子、料盘等。

【成品性状】形如椿皮饮片，表面黄色。

【炮制作用】可缓和其苦寒之性，并能矫臭。

【性味归经】苦、涩，寒。归大肠、胃、肝经。

【功能主治】清热燥湿，收涩止带，止泻，止血。用于赤白带下，湿热泻痢，久泻久痢，便血，崩漏。

【用法用量】6 ～ 9g。

【贮藏】置通风干燥处，防蛀。

【附注】

①文献记载：明代《医学入门》记载了炒、焙的制法。

②临床上和椿皮有关的饮片规格有"椿皮、炒椿皮和醋椿皮"，其相关区别如下表（表 6-6）所示。

表 6-6　椿皮、炒椿皮和醋椿皮的比较

炮制规格	性味归经	功能主治	炮制方法
椿皮	苦、涩，寒。归大肠、胃、肝经	清热燥湿，收涩止带，止泻，止血。用于赤白带下，湿热泻痢，久泻久痢，便血，崩漏	取原药材，除去杂质，洗净，润透，切丝或段，干燥
炒椿皮	苦、涩，寒。归大肠、胃、肝经	功效相同，可缓和其苦寒之性，并能矫臭	取椿皮饮片置热锅内，不断翻炒，文火加热，炒至表面呈黄色时，取出，摊开，晾凉

续表

炮制规格	性味归经	功能主治	炮制方法
醋椿皮	苦、涩、寒。归大肠、胃、肝经	加强其固涩作用	取椿皮饮片，加入米醋拌匀，稍闷，置热锅内，不断翻炒，文火加热，炒至呈黄色时，取出，摊开，晾凉

醋椿皮

【来源】本品为椿皮的炮制加工品。椿皮来源于苦木科植物臭椿 *Ailanthus altissima*（Mill.）Swingle 的干燥根皮或干皮。全年均可剥取，晒干，或刮去粗皮晒干。

【炮制方法】取椿皮饮片，加入米醋拌匀，稍闷，置热锅内，不断翻炒，文火加热，炒至呈黄色时，取出，摊开，晾凉。

每 100kg 椿皮饮片，用米醋 20kg。

加工流程图：

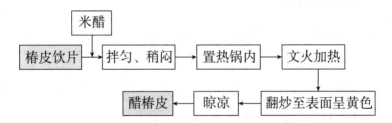

【炮制设备及器具】炒锅、筛子、料盘等。

【成品性状】形如椿皮饮片，表面黄色，微具醋气。

【炮制作用】加强其固涩作用。

【性味归经】苦、涩，寒。归大肠、胃、肝经。

【功能主治】清热燥湿，收涩止带，止泻，止血。用于赤白带下，湿热泻痢，久泻久痢，便血，崩漏。

【用法用量】6～9g。

【贮藏】置通风干燥处，防蛀。

【附注】

①文献记载：明代《本草通玄》记载，"凡用刮去粗皮，生用则能通利，酸醋炙即能固涩"。

②临床上和椿皮有关的饮片规格有"椿皮、炒椿皮和醋椿皮"，其相关区别见表6-6。

炒生地黄

【来源】本品为生地黄的炮制加工品。生地黄来源于玄参科植物地黄 *Rehmannia glutinosa* Libosch. 的新鲜或干燥块根。秋季采挖，除去芦头、须根及泥沙，鲜用；或将地黄缓缓烘焙至约八成干。前者习称"鲜地黄"，后者习称"生地黄"。

【炮制方法】取净生地黄片置热锅内，不断翻炒，中火加热，炒至微具焦斑，取出，摊开，晾凉。

加工流程图：

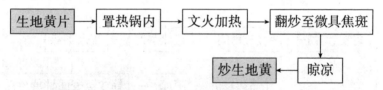

【炮制设备及器具】炒锅、筛子、料盘等。

【成品性状】形如地黄片，表面黑褐色，质稍硬，微带焦香气。

【炮制作用】炒后可起到滋阴而不伤阳之功。

【性味归经】甘，寒。归心、肝、肾经。

【功能主治】清热凉血，养阴生津。用于热入营血，热毒发斑，吐血衄血，热病伤阴，舌绛烦渴，津伤便秘，阴虚发热，骨蒸劳热，消渴。

【用法用量】10～15g。

【贮藏】置通风干燥处，防蛀。

【附注】

①文献记载：清代《外科大成》增加了炒焦炮制方法。

②临床上和生地黄有关的饮片规格有"鲜生地、生地黄、炒生地黄、熟地黄、生地黄炭、熟地黄炭和砂仁拌熟地"，其相关区别如下表（表6-7）所示。

表6-7　鲜生地、生地黄、炒生地黄、熟地黄、生地黄炭、熟地黄炭和砂仁拌熟地的比较

炮制规格	性味归经	功能主治	炮制方法
鲜地黄	甘、苦，寒。归心、肝、肾经	清热生津，凉血，止血。用于热病伤阴，舌绛烦渴，发斑发疹，吐血，衄血，咽喉肿痛	取鲜地黄，洗净，除去须根。用时切片
生地黄	甘，寒。归心、肝、肾经	清热凉血，养阴，生津。用于热病舌绛烦渴，阴虚内热，骨蒸劳热，内热消渴，吐血，衄血，发斑发疹	取原药材，除去杂质，大小分开，洗净，闷润8～12小时，至内外湿度一致，切厚片，干燥，筛去碎屑
炒生地黄	甘，寒。归心、肝、肾经	血分凉血止血，用于吐血，衄血，尿血，便血，崩漏等	取地黄片置热锅内，不断翻炒，中火加热，炒至微具焦斑，取出，摊开，晾凉
熟地黄	甘，微温。归肝、肾经	滋阴补血，益精填髓。用于肝肾阴虚，腰膝酸软，骨蒸潮热，盗汗遗精，内热消渴，血虚萎黄，心悸怔忡，月经不调，崩漏下血，眩晕，耳鸣，须发早白	取整生地黄，除去杂质，洗净，稍晾干，加黄酒拌匀，闷润24～48小时，装入蒸罐内，加水适量，密封，蒸12～24小时，中间倒罐一次，至黄酒被吸尽，色泽黑润时，取出，摊开，晒至约八成干时，切厚片，干燥

续表

炮制规格	性味归经	功能主治	炮制方法
生地黄炭	甘，寒。归心、肝、肾经	凉血，止血。用于咯血、衄血、便血、尿血，崩漏等各种出血证	取生地黄片，大小分开，置热锅内，用火 180 ～ 220℃炒至鼓起，表面焦黑色，内部黑褐色，喷淋清水少许，熄灭火星，取出，摊开，晾凉
熟地黄炭	甘，温。归肝、肾经	补血止血。用于崩漏或虚损性出血	取整熟地黄，置锅内，上盖一锅，两锅接合处用黄土泥封严，上锅底部贴一张白纸条，上压重物，用火 180 ～ 220℃加热，焖煅至白纸条变为焦黄色时，停火，待凉后，取出，加工成小块。或取熟地黄片，大小分开，置热锅内，用火 180 ～ 220℃炒至鼓起，表面焦黑色，内部黑褐色，喷淋清水少许，熄灭火星，取出，摊开，晾干
砂仁拌熟地	甘，微温。归肝、肾经	补血养阴，除腻和胃。用于治疗血虚、肾阴亏虚之脘腹胀满，食欲不振，以及胎动不安	取净生地黄，加入黄酒、砂仁粉拌匀，装铜罐或其他适宜容器内，密闭，以武火加热，隔水炖约 48 小时，至内外漆黑、发空为度，取出，摊开，晾至七成干，切厚片，干燥

焦远志

【来源】本品为远志的炮制加工品。远志来源于远志科植物远志 *Polygala tenuifolia* Willd. 或卵叶远志 *Polygala sibirica* L. 的干燥根。春、秋二季采挖，除去须根和泥沙，晒干或抽去木心晒干。

【炮制方法】取净远志段置热锅内，不断翻炒，武火加热，炒至表面焦黑色，内面焦褐色时，取出，喷洒少许清水，灭尽火星，摊开，晾凉。

加工流程图：

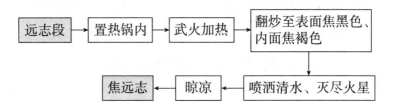

【炮制设备及器具】炒锅、筛子、料盘等。

【成品性状】形如远志段，表面焦黑色，断面焦褐色。

【炮制作用】性缓以助药力。

【性味归经】苦、辛，温。归心、肾、肺经。

【功能主治】安神益智，交通心肾，祛痰，消肿。用于心肾不交引起的失眠多梦、健忘惊悸、神志恍惚，咯痰不爽，疮疡肿毒，乳房肿痛。

【用法用量】3～10g。

【贮藏】置干燥处。

【附注】

①文献记载：宋代《普济本事方》首先提出"炒黄色"；清代《类证治裁》云"炒炭"。

②古方举隅：茯神散

处方：茯神（去木）一两，熟干地黄（九蒸九晒，焙干）一两，白芍药一两，川芎一两，当归（洗，去芦，薄切，焙干）一两，白茯苓（去皮）一两，桔梗（炒）一两，远志（去心，洗，锉，炒令黄色）一两，人参（去芦）一两。

主治：因惊语言颠错，不能服温药。

用法用量：上为细末。每服两钱，水一盏，加灯心、大枣，同煎至七分，不拘时候服。

组方出处：《普济本事方·卷二》。

③临床上和远志有关的饮片规格有"制远志、蜜远志、朱远志和焦远志"，其相关区别如下表（表6-8）所示。

表6-8　制远志、蜜远志、朱远志和焦远志的比较

炮制规格	性味归经	功能主治	炮制方法
制远志	苦、辛，温。归心、肾、肺经	安神益智，祛痰，消肿。用于心肾不交引起的失眠多梦，健忘惊悸，神志恍惚，咯痰不爽，疮疡肿毒，乳房肿痛	取原药材，除去杂质及木心，洗净，闷润约1小时，至内外湿度一致，切长段，干燥。取远志段，与甘草煎液同置锅内，不时翻搅，煮至煎液被吸尽，取出，干燥
蜜远志	苦、辛，温。归心、肾、肺经	润肺，用于咳嗽	取炼蜜，加适量沸水稀释。取净远志段置适宜容器中，淋入蜜水，拌匀，闷润2～4小时，置热锅内，不断翻炒，文火炒至不粘手时，取出，摊开，晾凉
朱远志	苦、辛，温。归心、肾、肺经	安神定惊，用于惊悸失眠	取制远志，置适宜容器内，加水湿润后，撒入朱砂细粉，充分拌匀，晾干
焦远志	苦、辛，温。归心、肾、肺经	性缓以助药力	取净远志段置热锅内，不断翻炒，武火加热，炒至表面焦黑色，内面焦褐色时，取出，喷洒清水少许，灭尽火星，炒干，摊开，晾凉

朱远志

【来源】本品为远志的炮制加工品。远志来源于远志科植物远志 *Polygala tenuifolia* Willd. 或卵叶远志 *Polygala sibirica* L. 的干燥根。春、秋二季采挖，除去须根和泥沙，晒干或抽去木心晒干。朱砂为硫化物类矿物辰砂族辰砂，主含硫化汞（HgS）。采挖后，选取纯净者，用磁铁吸净含铁的杂质，再用水淘去杂石和泥沙。再经水飞后晾干或40℃以下干燥而得的细粉。

【炮制方法】取制远志，置适宜容器内，加水湿润后，撒入朱砂细粉，充分拌匀，晾干。

每100kg制远志，用朱砂细粉2kg。

加工流程图：

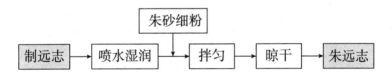

【炮制设备及器具】炒锅、料盘、喷壶等大小合适的容器。

【成品性状】本品形如远志段，外被朱砂细粉。

【炮制作用】远志安神益智，朱砂拌后可安神定惊，增加治疗惊悸失眠的作用。

【性味归经】苦、辛，温。归心、肾、肺经。

【功能主治】安神益智，祛痰，消肿。用于心肾不交引起的失眠多梦，健忘惊悸，神志恍惚，咳痰不爽，疮疡肿毒，乳房肿痛。朱远志安神定惊，用于惊悸失眠。

【用法用量】3～9g。

【贮藏】置通风干燥处。

【附注】

①文献记载：近代《中药炮制经验集成》收载"朱远志"，近代《中医验方汇编》治惊悸失眠的养心镇悸汤中记载：茯神三钱（朱砂拌），菖蒲三钱（朱砂拌），远志三钱（朱砂拌）。

②临床上和远志有关的饮片规格有"制远志、蜜远志、朱远志和焦远志"，其相关区别见表6-8。

焦当归

【来源】本品为当归的炮制加工品。当归来源于伞形科植物当归 *Angelica sinensis*（Oliv.）Diels 的干燥根。秋末采挖，除去须根和泥沙，待水分稍蒸发后，捆成小把，上棚，用烟火慢慢熏干。

【炮制方法】取净当归片，置热锅内，用中火炒至焦黄，喷淋清水，灭尽火星，取出，摊开，晾凉。

加工流程图：

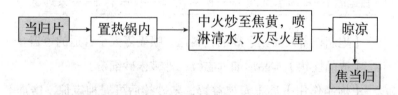

【炮制设备及器具】炒锅、料盘、喷壶、金属筛子等。

【成品性状】表面焦黄色，形状如当归片。

【炮制作用】增强止血疗效。

【性味归经】甘、辛，温。归肝、心、脾经。

【功能主治】补血活血，止血止痛。用于血虚萎黄，眩晕，心悸，月经不调，经闭，痛经，虚寒腹痛，风湿痹痛，跌仆损伤，痈疽疮疡，酒当归活血通经。用于经闭痛经，风湿痹痛，跌仆损伤。

【用法用量】6～12g。

【贮藏】置干燥处。

【附注】

①文献记载：《本草害利》"炒焦则味苦，苦则涩血也"。

②古方举隅：产后方

处方：炒黑杞子三钱，云茯神一钱半，柏子仁三钱，生沙苑一钱，焦当归一钱，小茴七分（同当归合炒），紫石英五钱（先煎廿滚入药）。

主治：小产后。气冲结瘕。

用法用量：10～15g。

组方出处：《临证指南医案》。

③临床上和当归有关的饮片规格有"当归、当归头、当归身、当归尾、酒当归、土当归、焦当归和当归炭"，其相关区别如下表（表6-9）所示。

表6-9　当归、当归头、当归身、当归尾、酒当归、焦当归、
当归炭和土当归的比较

炮制规格	性味归经	功能主治	炮制方法
当归	甘、辛，温。归肝、心、脾经	补血活血，调经止痛，润肠通便。用于血虚萎黄，眩晕心悸，月经不调，经闭经痛，虚寒腹痛，肠燥便秘，风湿痹痛，跌仆损伤，痈疽疮疡	取原药材，除去杂质，洗净，闷润12～24小时，至内外湿度一致，切薄片，晒干或低温干燥，筛去碎屑
当归头	甘、辛，温。归肝、心、脾经	止血上行，活血补血	取净当归头部，洗净，润透，切薄片，晒干或低温干燥，筛去碎屑

续表

炮制规格	性味归经	功能主治	炮制方法
当归身	甘、辛，温。归肝、心、脾经	补血养血	取切去头、尾的净当归，纵切成薄片，晒干或低温干燥，筛去碎屑
当归尾	甘、辛，温。归肝、心、脾经	活血下行，化瘀破血。用于经闭不通，筋骨疼痛，手脚麻木	取净当归尾部，洗净，润透，切薄片，晒干或低温干燥，筛去碎屑
酒当归	甘、辛，温。归肝、心、脾经	活血通经。用于经闭痛经，风湿痹痛，跌仆损伤	取净当归片，加黄酒拌匀，闷润1～2小时，至黄酒被吸尽，置热锅内，用文火炒至微干，取出，摊开，晾凉
当归炭	甘、辛，温。归肝、心、脾经	活血止血	取净当归片置锅内，用中火加热，炒至焦褐色，喷淋清水少许，灭尽火星取出，摊开，凉透
土当归	甘、辛，温。归肝、心、脾经	温中补血和脾，健脾止泻	取灶心土细粉置锅内，不断翻炒，文火加热，炒至灵活状态时，投入净当归片，不断翻埋，保持文火，炒至表面挂土色，并有香气逸出时，取出，速筛去土粉，摊开，晾凉
焦当归	甘、辛，温。归肝、心、脾经	补血活血，止血止痛	取净当归片，置热锅内，用中火炒至焦黄，喷淋清水，灭尽火星，取出摊开，晾凉

姜黄连

【来源】本品为黄连的炮制加工品。黄连来源于毛茛科植物黄连 *Coptis chinensis* Franch.、三角叶黄连 *Coptis deltoidea* C.

Y. Cheng et Hsiao 或云连 *Coptis teeta* Wall. 的干燥根茎。以上三种分别习称"味连""雅连""云连"。秋季采挖，除去须根和泥沙，干燥，撞去残留须根。

【炮制方法】取净黄连片，置适宜容器内，加入姜汁充分拌匀，闷润 1～2 小时，至姜汁被吸尽，置热锅内，用文火炒干，取出，摊开，晾凉。

每 100kg 黄连片，用鲜姜 10kg 或干姜 3kg。

姜汁制法：取鲜姜 10kg，洗净，捣烂，加水适量，压榨取汁，姜渣再加水适量，浸泡后再榨干取汁，合并姜汁（约 12L）。或用干姜 3kg，捣碎后加水煎煮两次，合并煎液，滤过，取滤液（约 12L）。

加工流程图：

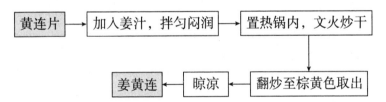

【炮制设备及器具】炒锅、料盘、金属筛子等。

【成品性状】形如黄连片，表面棕黄色，有姜的辛辣味。

【炮制作用】止呕。

【性味归经】苦，寒。归心、脾、胃、肝、胆、大肠经。

【功能主治】清胃，和胃，止呕。用于寒热互结，湿热中阻，痞满呕吐。

【用法用量】2～5g。

【贮藏】置于阴凉干燥处。

【附注】

①文献记载：《本草纲目·草部第十三卷草之二》："治上焦之火，则以酒炒；治中焦之火，则以姜汁炒；治下焦之火，则以盐水或朴硝研细调水和炒。"

宋代《旅舍备要方》中提到"入生姜同杵，炒令紫色"。《证类本草》中提到"宣连一两，生姜四两，一处以慢火炒，令姜干脆，色深，去姜，取连，捣末"。《圣济总录》中提到"去须一两，生姜四两慢火炒令姜赤色，去姜取黄连"。《小儿卫生总微论方》中提到"二两，剉匀如豆大；又用生姜四两净洗，均匀切如豆大。同入石银器中炒，不住手搅，贵得匀也，炒至生姜焦脆，去姜不用，只用黄连"。元代《卫生宝鉴》中提到"入生姜拌炒令黄色"。《丹溪心法》中提到"姜汁炒"。明代《本草发挥》中提到"去须，分作二分，一分同姜切片同炒黑色，一分姜汁津一宿，次日晒干"。《外科正宗》中提到"姜汁拌炒"。

②古方举隅：神圣香姜散

处方：宣连一两（匀剉如豆大），生姜四两（匀剉如黑豆大）。

主治：治久患脾泄泻。

用法用量：上二味一处，以慢火炒令干，姜脆，深赤色即止，去姜取出，摊开，只要黄连，研为细末，每服二钱，空心腊茶清下，甚者不过两服，即瘥。

组方出处：《博济方》卷三大便证。

③临床上和黄连有关的饮片规格有"黄连、酒黄连、黄连炭、萸黄连和姜黄连"，其相关区别如下表（表6-10）所示。

表6-10 黄连、酒黄连、黄连炭、萸黄连和姜黄连的比较

炮制规格	性味归经	功能主治	炮制方法
黄连	苦，寒。归心、脾、胃、肝、胆、大肠经	清热燥湿，泻火解毒。用于湿热痞满，呕吐吞酸，泻痢，黄疸，高热神昏，心火亢盛，心烦不寐，血热吐衄，目赤，牙痛，消渴，痈肿疔疮；外治湿疹，湿疮，耳道流脓	取原药材，除去须根及杂质，掰成枝；或迅速洗净，闷润2～6小时，至内外湿度一致，切薄片，干燥，筛去碎屑
酒黄连	苦，寒。归心、脾、胃、肝、胆、大肠经	善清上焦火热。用于目赤，口疮	取净黄连片，置适宜容器内，加黄酒充分拌匀，闷润1～2小时，至黄酒被吸尽，置热锅内，用文火炒干，取出，摊开，晾凉
萸黄连	苦，寒。归心、脾、胃、肝、胆、大肠经	疏肝和胃止呕。用于肝胃不和，呕吐吞酸。治冷热之痢，厚肠胃而止泻	取净黄连片，置适宜容器内，加入吴茱萸汁，充分拌匀，闷润1～2小时，至吴茱萸汁被吸尽，置热锅内，用文火炒干，取出，摊开，晾凉
姜黄连	苦，寒。归心、脾、胃、肝、胆、大肠经	清胃和胃止呕。用于寒热互结，湿热中阻，痞满呕吐	取净黄连片，置适宜容器内，加入姜汁充分拌匀，闷润1～2小时，至姜汁被吸尽，置热锅内，用文火炒干，取出，摊开，晾凉
黄连炭	苦，寒。归心、脾、胃、肝、胆、大肠经	清热燥湿，止血，止呕	取净黄连片，置热锅内，用强火炒制外面黑色，存性。喷淋清水灭尽火星，略炒，取出，摊开，晾干

酒黄连

【来源】本品为黄连的炮制加工品。黄连来源于毛茛科植物黄连 *Coptis chinensis* Franch.、三角叶黄连 *Coptis deltoidea* C.

Y. Cheng et Hsiao 或云连 *Coptis teeta* Wall. 的燥根茎。以上三种分别习称"味连""雅连""云连"。秋季采挖，除去须根和泥沙，干燥，撞去残留须根。

【炮制方法】取净黄连片，置适宜容器内，加黄酒充分拌匀，闷润 1～2 小时，至黄酒被吸尽，置热锅内，用文火炒干，取出，摊开，晾凉。

每 100kg 黄连片，用黄酒 12.5g。

加工流程图：

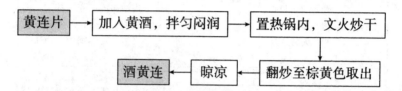

【炮制设备及器具】炒锅、料盘、金属筛子、水桶等。

【成品性状】本品为不规则薄片。表面棕黄色，微带焦斑，略有酒香气。

【炮制作用】能引药上行，缓其寒性，善清头目之火。

【性味归经】苦，寒。归心、脾、胃、肝、胆、大肠经。

【功能主治】善清头目之火。用于治疗目赤肿痛、口舌生疮等。

【贮藏】贮干燥容器内，密闭，置阴凉干燥处。

用法用量：2～5g。外用适量。

【附注】

①文献记载：宋代《活人书》有"无灰好酒煮制"的记载；宋代《洪氏》有"好酒煮"的记载；元代《丹溪》记载了"酒蒸"；明代《医学入门》有"酒浸炒"方法的记载。

②古方举隅：当归龙荟丸

处方：当归一两，龙胆草一两，柴胡一两，青黛五钱，胆星五钱，大黄五钱，芦荟五钱，麝香五分，栀子一两，酒黄芩一两，酒黄连一两，黄柏一两，木香二钱五分。

功能主治：常服宣通血气，调顺阴阳。主小儿肝胆风热，耳中鸣，出青脓，名曰震耳，大便秘，小便黄。

用法用量：每服 20 丸，生姜汤送下。

组方出处：《证治准绳·幼科》。

③临床上和黄连有关的饮片规格有"黄连、酒黄连、黄连炭、萸黄连和姜黄连"，其相关区别见表 6-10.

黄连炭

【来源】本品为黄连的炮制加工品。黄连来源于毛茛科植物黄连 *Coptis chinensis* Franch.、三角叶黄连 *Coptis deltoidea* C. Y. Cheng et Hsiao 或云连 *Coptis teeta* Wall. 的干燥根茎。以上三种分别习称"味连""雅连""云连"。秋季采挖，除去须根和泥沙，干燥，撞去残留须根。

【炮制方法】取净黄连片，置热锅内，用强火炒制外面黑色（存性），喷淋清水，灭尽火星，略炒，取出，摊开，晾干。

加工流程图：

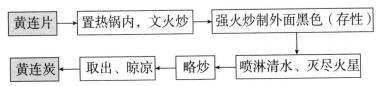

【炮制设备及器具】炒锅、簸箕、金属筛子、料盘、喷壶等。

【成品性状】形状如黄连片，表面焦黑色，内部焦黄色。

【炮制作用】增强其止血作用。

【性味归经】苦，寒。归心、脾、胃、肝、胆、大肠经。

【功能主治】清热燥湿，止血，止呕。用于寒热互结，湿热中阻，痞满呕吐。

【用法用量】2～5g。

【贮藏】置阴凉干燥处。

【附注】

①文献记载：宋代《史载之方》有记载制炭的方法。《校注妇人良方》中提到"炒""炒黑"。明代《济阴纲目》中提到"炒黑"。

②古方举隅：清热地黄汤

处方：生地五钱，黄连一钱半（炒黑），白芍一钱半（醋炒），荆芥一钱半（炒黑），知母一钱半（炒黑），黄柏一钱半（炒黑），当归三钱（醋炒），丹皮一钱半（炒黑），地榆三钱（炒炭）。

主治：血崩烦热，脉洪涩者。

用法用量：水煎，去滓，温服。

组方出处：《医略六书》卷二十六。

③临床上和黄连有关的饮片规格有"黄连、酒黄连、黄连炭、萸黄连和姜黄连"，其相关区别见表6-10。

萸黄连

【来源】本品为黄连的炮制加工品。黄连来源于毛茛科植物黄连 *Coptis chinensis* Franch.、三角叶黄连 *Coptis deltoidea* C. Y. Cheng et Hsiao 或云连 *Coptis teeta* Wall. 的干燥根茎。以上三种分别习称"味连""雅连""云连"。秋季采挖，除去须根和泥沙，干燥，撞去残留须根。

【炮制方法】取净黄连片，置适宜容器内，加入吴茱萸汁，充分拌匀，闷润1～2小时，至吴茱萸汁被吸尽，置热锅内，用文火炒干，取出，摊开，晾凉。

每 100kg 黄连片，用吴茱萸 10kg。

加工流程图：

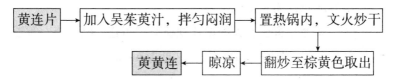

【炮制设备及器具】砂锅、铜锅、料盘、金属筛子等。

【成品性状】本品为不规则薄片。表面棕黄色，微带焦斑，略有吴茱萸的辛辣味。

【炮制作用】吴茱萸制黄连可抑制黄连苦寒之性，使黄连寒而不滞，以清气分湿热，散肝胆郁火为主。

【性味归经】苦，寒。归心、脾、胃、肝、胆、大肠经。

【功能主治】清热燥湿，泻火解毒。用于湿热痞满，呕吐吞酸，泻痢，黄疸，高热神昏，心火亢盛，心烦不寐，心悸不宁，血热吐衄，目赤，牙痛，消渴，痈肿疔疮；外治湿疹，湿疮，耳道流脓。萸黄连舒肝和胃止呕，用于肝胃不和，呕吐吞酸，治冷热之痢，厚肠胃而止泻。

【用法用量】2 ～ 5g。外用适量。

【贮藏】置通风干燥处。

【附注】

①文献记载：明代《韩氏医通》始载用"吴茱萸炮制黄连"。明代《炮制大法》黄连条下曰："治气分湿热之火则以茱萸汤浸炒。"

②古方举隅：清热化滞汤

处方：黄连（吴茱萸煎汤，拌炒）、白芍药、陈皮、白茯苓

（去皮）、枳壳（去瓤，炒）、黄芩、甘草。

主治：痢疾。

用法用量：上锉 1 剂。加生姜 1 片，水煎，空心温服。

组方出处:《寿世保元》卷八。

③临床上和黄连有关的饮片规格有"黄连、酒黄连、黄连炭、萸黄连和姜黄连"，其相关区别见表 6-10。

酒白芍

【来源】本品为白芍的炮制加工品。白芍来源于毛茛科植物芍药 *Paeonia lactiflora* Pall. 的干燥根加工品。夏、秋二季采挖，洗净，除去头尾和细根，置沸水中煮后除去外皮或去皮后再煮，晒干。

【炮制方法】取净白芍片，置适宜容器内，用黄酒充分拌匀，稍润，待黄酒吸尽后，置锅内用文火微炒，取出，摊开，晾凉，筛去碎屑。

每 100kg 白芍片，用黄酒 10kg。

加工流程图：

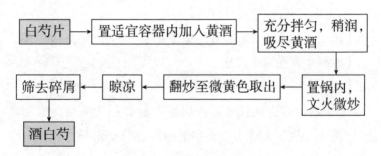

【炮制设备及器具】炒锅、料盘、金属筛子等。

【成品性状】本品为类圆形或椭圆形薄片，表面微黄色。质坚脆。微有酒气。

【炮制作用】酒制后能降低苦寒之性，善于和中缓急、止痛。经炒后，性稍缓，以养血敛阴为主。偏于养血活血，血虚兼寒凝血瘀之症宜。

【性味归经】苦、酸，微寒。归肝、脾经。

【功能主治】养血柔肝，缓中止痛，敛阴收汗。治胸胁疼痛，泻痢腹痛，自汗盗汗，阴虚发热，月经不调，崩漏，带下。用法用量：6～15g。

【贮藏】置干燥处，防蛀。

【附注】

①文献记载：清代《本经逢原》中明确分了白芍"酒炒""酒洗"和"桂酒制用"，在清代叶天士《临证指南医案》中也有"桂酒拌白芍"的使用记载。

②古方举隅：处方：炒杞子、沙苑、天冬、桂酒拌白芍、茯苓、猪脊筋。

功能：通腑之阳。

组方出处：《临证指南医案》。

③临床上和白芍有关的饮片规格有"白芍、麸炒白芍、酒白芍、醋白芍、炒白芍、焦白芍、白芍炭和土白芍"，其相关区别如下表（表6-11）所示。

表6-11　白芍、麸炒白芍、酒白芍、醋白芍、炒白芍、焦白芍、白芍炭和土白芍的比较

炮制规格	性味归经	功能主治	炮制方法
白芍	苦、酸，性微寒。归肝、脾经	平肝止痛，养血调经，敛阴止汗。用于头痛眩晕，胁痛，腹痛，四肢挛痛，血虚萎黄，月经不调，自汗，盗汗等	取原药材，除去杂质，大小条分开，洗净，浸泡至六七成透，取出闷润至透，切薄片，干燥。筛去碎屑

炮制规格	性味归经	功能主治	炮制方法
麸炒白芍	苦、酸，微寒。归肝、脾经	同白芍，药性缓和，以调和肝脾为主	先将锅用武火加热，撒入麸皮即冒烟时，投入净白芍片，急速翻搅，炒至表面呈黄色时，迅速取出，摊开，筛去焦麸皮，晾凉
酒白芍	苦、酸，性微寒。归肝、脾经	和中缓急，止痛。用于胁肋疼痛，腹痛，产后腹痛	取净白芍片，置适宜容器内，用黄酒充分拌匀，稍润，待黄酒吸尽后，置锅内用文火微炒，取出，摊开，晾凉，筛去碎屑
醋白芍	苦、酸，性微寒。归肝、脾经	入肝收敛，敛血、止血，疏肝解郁	取净白芍片，加入定量米醋拌匀，稍闷润，待醋被吸尽后，置炒制容器内，用文火加热，炒干，取出晾凉。筛去碎屑
炒白芍	苦、酸，微寒。归肝、脾经	平肝止痛，养血调经，敛阴止汗，用于心旺脾虚之肠鸣酸痛，泄泻，或泻病日久	取净白芍片，置热锅内，用文火加热，炒至表面微黄色，取出晾凉。筛去碎屑
焦白芍	苦、酸，性微寒。归肝、脾经	偏于敛血止血	取净白芍片，置热锅内用武火炒至焦黄色，喷淋清水少许，取出，摊开，晾干
白芍炭	苦、酸，微寒。归肝、脾经	止血，用于血证	取白芍片，置热锅内，用武火炒至表面呈黑褐色，内部褐色时喷淋清水少许，灭尽火星，取出及时摊晾，至凉透
土白芍	苦、酸，性微寒。归肝、脾经	柔肝和脾，止泻。用于肝阳脾虚泄泻，或泻痢日久，喜按喜温等	灶心土细粉置炒制容器内，用中火加热，炒至灵活状态时，投入净白芍片，不断翻炒，炒至表面挂土色，微显焦黄色时，取出，摊开，筛去土粉，摊晾

酒川芎

【来源】本品为川芎的炮制加工品。川芎来源于伞形科植物川芎 *Ligusticum chuanxiong* Hort. 的干燥根茎。夏季当茎上的节盘显著突出，并略带紫色时采挖，除去泥沙，晒后烘干，再去须根。

【炮制方法】取净川芎片，置适宜容器内，用黄酒充分拌匀，闷润至酒被吸尽，置锅内用文火加热，炒干，取出晾凉。

每 100kg 川芎，用黄酒 15kg。

加工流程图：

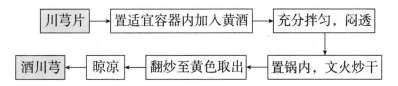

【炮制设备及器具】炒锅、料盘、金属筛子等。

【成品性状】本品为不规则厚片，颜色比川芎片加深，偶见焦色，略有酒气。

【炮制作用】经酒制后，能引药上行，增加活血、行气、止痛作用。多用于血瘀头痛，胸胁疼痛，月经不调，风寒湿痹等证。

【性味归经】辛，温。归肝、胆，心包经。

【功能主治】活血行气，止痛。用于血瘀头痛、偏头痛、风寒湿痛、产后腹痛。

【用法用量】3 ~ 10g。

【贮藏】贮干燥容器内，密闭，置阴凉干燥处。防霉、防蛀。

【附注】

①文献记载：川芎的炮制方法很多，从酒炒（《扁鹊》）到

明清时代增加的酒煮（《普济方》）、酒洗（《宋氏女科秘书》）、盐酒炙（《一草亭目科全书》）、酒浸（《说约》）等炮制方法。

②古方举隅：

川芎茶调散

处方：川芎（酒拌）一两，荆芥一两，白芷一两，桔梗（炒）一两，甘草一两，黄芩（酒炒）一两，川贝母（去心）一两，黑山栀二两。

功能主治：通窍清热。主鼻渊，鼻中常出浊涕，源源不断。

用法用量：每服二钱，食后陈松萝细茶调下，1日3次。

组方出处：《医学心悟》卷四。

安胎主膏

处方：党参二两，酒当归二两，熟地三两，酒条芩一两半，淮药一两半，白术一两半，酒川芎五钱，酒芍五钱，陈皮五钱，苏梗五钱，香附五钱，杜仲五钱，续断五钱，贝母五钱（一方加黄芪一两，生地一两）。

功能主治：安胎，止呕定痛。主下血，子肿，子喘，子痫，肝脾血热。小便带血，胎动不安。

用法用量：麻油熬，黄丹收，贴肾俞处。

组方出处：《理瀹骈文》。

③临床上和川芎有关的饮片规格有"川芎、炒川芎、麸炒川芎和酒川芎"，其相关区别如下表（表6-12）所示。

表6-12　川芎、炒川芎，麸炒川芎和酒川芎的比较

炮制规格	性味归经	功能主治	炮制方法
川芎	辛、温。归肝、胆、心包经	活血行气，祛风止痛	取药材，挑选、淘洗、泡、闷润至透心，切厚片，干燥

续表

炮制规格	性味归经	功能主治	炮制方法
炒川芎	辛、温。归肝、胆、心包经	活血行气，祛风止痛	净川芎片置锅中，用文火炒至切面灰黄色至棕褐色，取出，晾凉，筛去碎屑
麸炒川芎	辛、温。归肝、胆、心包经	活血行气，祛风止痛	将麦麸置热锅中，用武火炒至冒白烟，加入净川芎片，炒至切面棕黄色至棕褐色，取出，晾凉，筛去麦麸及碎屑
酒川芎	辛、温。归肝、胆、心包经	活血行气，止痛。用于血瘀头痛、偏头痛、风寒湿痛、产后腹痛	取净川芎片，置适宜容器内，用黄酒充分拌匀，闷透，置热锅内，用文火加热，炒干，取出晾凉

酒丹参

【来源】本品为丹参的炮制加工品。丹参来源于唇形科植物丹参 *Salvia miltiorrhiza* Bge. 的干燥根及根茎。春、秋二季采挖，除去泥沙，干燥。

【炮制方法】取净丹参片，置适宜容器内，加黄酒充分拌匀，闷润至黄酒吸尽。置热锅内，不断翻炒，文火加热炒干，取出，摊开，晾凉。

每 100kg 丹参片，用黄酒 10kg。

加工流程图：

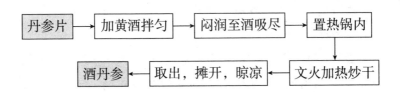

【炮制设备及器具】炒锅、料桶、料盘等。

【成品性状】形如丹参片，表面红褐色，略具酒香气。

【炮制作用】缓和寒凉之性，增强活血祛瘀、调经之功，并能通行血脉，善调妇女经脉不匀。

【性味归经】苦，微寒。归心、肝经。

【功能主治】祛瘀止痛，活血通经。用于产后瘀血腹痛，月经不调，经闭痛经。

【用法用量】10～15g。

【贮藏】贮干燥容器内，密闭，置阴凉干燥处。防霉、防蛀。

【附注】

①文献记载：丹参酒制的方法有许多，如酒洗（《医学入门》）、酒浸（《本草原始》）、酒炒（《药品辨义》）、酒蒸（《笔花医镜》）等炮制方法。

②古方举隅：

泻血汤

处方：生地黄（酒洗，炒）、熟地黄、蒲黄、丹参（酒炒）、当归（酒洗，去土）、汉防己（酒洗，炒）、柴胡（去芦）、甘草梢（炙）、羌活各30g，桃仁9g（去皮，酒浸）。

主治：治热入血室，发热日轻夜重者。

用法用量：每服15g，用水220mL，煎至150mL，去滓，空腹时温服。

组方出处：《兰室秘藏》卷下。

玉环丸

处方：生地（切碎同姜炒，去姜）四两，丹参（去头尾，酒洗，炒）四两，全当归三两，四制大香附二两，赤芍（酒炒）二两，川芎（童便炒）一两，陈艾绒（鸡子两枚同煮水干，炒黑）一两。

主治：妊娠堕胎者。

用法用量：上为末，以黑驴皮胶三两，酒烊化，和捣为丸，如梧桐子大。每服二十丸。凡屡屡堕胎，堕后服荡胞丸，服至七朝，第八朝接服此丸，至十四朝而止。

用法用量：9～15g。

组方出处：《重庆堂随笔》卷上。

③临床上和丹参有关的饮片规格有"丹参、酒丹参和醋丹参"，相关区别见下表（表6-13）。

表6-13　丹参、酒丹参和醋丹参的比较

炮制规格	性味归经	功能主治	炮制方法
丹参	苦，微寒。归心、肝经	祛瘀止痛，活血通经，清心除烦。用于月经不调，经闭痛经，胸腹刺痛	取原药材，除去杂质及残茎，迅速洗净，闷润2～4小时，至内外湿度一致，切厚片或5～10mm段，干燥，筛去碎屑
醋丹参	苦，微寒。归心、肝经	柔肝止痛，活血通络。用于癥瘕积聚，胸腹刺痛，热痹疼痛，疮疡肿痛，肝脾肿大，心绞痛	取净丹参片，置适宜容器内，加米醋充分拌匀，闷润至米醋吸尽。置热锅内，不断翻炒，用文火炒至微上火色，取出，摊开，晾凉
酒丹参	苦，微寒。归心、肝经	祛瘀止痛，活血通经。用于产后瘀血腹痛，月经不调，经闭痛经，癥瘕积聚	取净丹参片，置适宜容器内，加黄酒充分拌匀，闷润至黄酒吸尽。置热锅内，不断翻炒，文火加热炒干，取出，摊开，晾凉

酒牛膝

【来源】本品为牛膝的炮制加工品。牛膝来源于苋科植物牛膝 *Achyranthes bidentata* Bl. 的干燥根。冬季茎叶枯萎时采挖，除去须根和泥沙，捆成小把，晒至干皱后，将顶端切齐，晒干。

【炮制方法】取净牛膝段，置适宜容器内，加黄酒充分拌匀，闷润至黄酒吸尽。置热锅内，不断翻炒，文火加热炒干，取出，摊开，晾凉。

每100kg牛膝段，用黄酒10kg。

加工流程图：

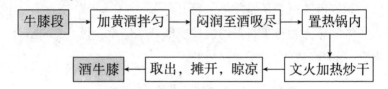

【炮制设备及器具】炒锅、料桶、料盘等。

【成品性状】形如牛膝段，表面灰黄色或淡棕色，微带焦斑，略有酒香气。

【炮制作用】酒炙后，增强活血祛瘀、通经止痛的作用。由于肝肾不足引起的腰腿疼痛、血滞经闭等症。

【性味归经】苦、酸，平。归肝、肾经。

【功能主治】具有活血祛瘀，补肝肾，强筋骨，利尿通淋，引血下行的功能。用于风湿痹痛，肢体活动不利。

【用法用量】5～12g。

【贮藏】装袋内，置阴凉干燥处，防潮。

【附注】

①文献记载：明代《本草纲目》中提到"牛膝，今惟以酒浸入药，欲下行则生用，滋补则焙用，或酒拌蒸过用"。

②古方举隅：

地髓煎丸

处方：生地黄一斤（取汁），牛膝（去苗，酒浸一宿，为末）。

主治：主通经脉，补虚羸，强脚膝，润泽肌肤，和畅筋脉。

用法用量：每服三十丸，食前温酒送下。

组方出处:《杨氏家藏方》卷十六。

婆罗粥

处方：牛膝一两（去苗，锉碎，酒浸一宿），白面四两。

主治：肾脏风冷，腰脚疼痛。

制法：将牛膝于面中拌，做婆罗粥，熟煮十沸，滤出，则以熟水淘过。

组方出处:《太平圣惠方》卷九十七。

③临床上和牛膝有关的饮片规格有"牛膝、炒牛膝、盐牛膝和酒牛膝"，其相关区别如下表（表6-14）所示。

表6-14　牛膝、炒牛膝、盐牛膝和酒牛膝的比较

炮制规格	性味归经	功能主治	炮制方法
牛膝	苦、酸、平，归肝、肾经	补肝肾，强筋骨，逐瘀通经，引血下行。用于腰膝酸痛，筋骨无力，经闭癥瘕，肝阳眩晕	取原药材，除去杂质及残茎，洗净，闷润5～6小时，至内外湿度一致，切中段，低温干燥。筛去碎屑
炒牛膝	苦、酸、平，归肝、肾经	逐瘀通经，补肝肾，强筋骨，引药下行	取净牛膝段，置热锅内，用中火炒至表面加深，取出，摊开，晾凉
盐牛膝	苦、酸、平，归肝、肾经	补肝肾，强筋骨，引药入肾，增强补肝肾，并能引药下行	取净牛膝段，置适宜容器内，加盐水充分拌匀，闷润至盐水吸尽，置热锅内，用文火加热，炒干，取出，摊开，晾凉
酒牛膝	苦、酸、平，归肝、肾经	活血祛瘀，通经止痛。用于血瘀腹痛，风湿寒痹	取净牛膝段，置适宜容器内，加黄酒充分拌匀，闷润至黄酒吸尽。置热锅内，不断翻炒，文火加热炒干，取出，摊开，晾凉

酒知母

【来源】本品为知母的炮制加工品。知母来源于百合科植物知母 *Anemarrhena asphodeloides* Bge. 的干燥地下根状茎。春、秋二季采挖，除去须根和泥沙，晒干，习称"毛知母"，或除去外皮，晒干，习称"光知母"。

【炮制方法】取净知母片，置适宜容器内，加黄酒充分拌匀，闷润至黄酒吸尽。置热锅内，不断翻炒，文火加热炒干，取出，摊开，晾凉。

每 100kg 知母片，用黄酒 20kg。

加工流程图：

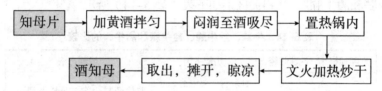

【炮制设备及器具】炒锅、料盘等。

【成品性状】形如知母片，表面颜色加深，偶有焦斑，味微咸。

【炮制作用】酒制后可减轻知母的寒性，同时引药上行具有润肺的作用并能增强药力。

【性味归经】苦、甘，寒。归肺、胃、肾经。

【功能主治】滋阴降火，润燥滑肠，清泻肺火，滋阴润肺。用于肝肾阴亏，虚火上炎，骨蒸潮热，盗汗遗精，腰膝酸软等。

【用法用量】6 ～ 12g。

【贮藏】装袋或箱内，置阴凉干燥处，防潮。

【附注】

①文献记载：在明代《本草纲目》中有"酒浸焙干"方法

的记载，同时在《医学启源》中："知母……上头、引经皆酒炒。刮去毛，里白者佳。"

②古方举隅：安神汤

处方：生甘草、炙甘草各二钱，防风二钱五分，柴胡、升麻、酒生地黄、酒知母各五钱，酒柏、羌活各一两，黄芪二两，上锉，每服五钱，水煎。加蔓荆子五分、川芎三分。

主治：治头痛，头眩，眼黑。

组方出处：《丹溪心法·头痛》六十八。

③临床上和知母有关的饮片规格有"知母、盐知母和酒知母"，其相关区别如下表（表6-15）所示。

表6-15　知母、盐知母和酒知母的比较

炮制规格	性味归经	功能主治	炮制方法
知母	苦、甘、寒。归肺、胃、肾经	清热泻火，生津润燥	取原药材，除去杂质，洗净，闷润6～14小时，至内外湿度一致，稍晾，切薄片，干燥，筛去碎屑
盐知母	苦、甘、寒。归肺、胃、肾经	益肾滋阴，虚火上炎，骨蒸潮热	取净知母片，置热锅内，用文火炒至微变色，喷淋盐水，炒干，取出，摊开，晾凉
酒知母	苦、甘、寒。归肺、胃、肾经	滋阴降火，润燥滑肠	取净知母片，置适宜容器内，加黄酒充分拌匀，闷润至黄酒吸尽。置热锅内，不断翻炒，文火加热炒干，取出，摊开，晾凉

米炒党参

【来源】本品为党参的炮制加工品。党参来源于桔梗科植物党参 *Codonopsis pilosula*（Franch.）Nannf.、素花党参（西党参）*Codonopsis pilosula* Nannf.var.*modesta*（Nannf.）L.T.Shen

或川党参 *Codonopsis tangshen* Oliv. 的干燥根。秋季采挖，洗净，晒干。

【炮制方法】先将锅内喷上水，再撒米，米借水湿黏附于锅上，文火加热烧至米冒烟时，倒入党参段，轻轻翻炒，炒至党参段颜色加深，取出，摊开，晾凉，筛去米。

每 100kg 党参段，用大米 20kg。

加工流程图：

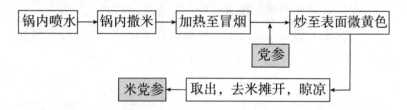

【炮制设备及器具】炒锅、水桶、料盘、金属筛子等。

【成品性状】形如党参段，表面微黄色。

【炮制作用】米炒党参使其气变清香，缓和燥性，能增强和胃、健脾止泻作用。多用于脾胃虚弱，食少，便溏。如治脾虚泄泻的理中汤。

【性味归经】甘平，归脾、肺经。

【功能主治】和脾胃，补中益气，生津。

【用法用量】9～30g。

【贮藏】置阴凉干燥处，防虫蛀。

【附注】

①文献记载：清代《时病论》。

②古方举隅：补心神效丸

处方：党参（去芦，米炒）六钱，淮山（炒）六钱，茯神六钱，远志（去心）一钱五分，熟地四钱，枣仁（炒，即杵）

三钱，北五味子二钱。

主治：心神不安，夜梦遗泄。

用法用量：加另研柏子仁末三钱，炼蜜为丸，如绿豆大，朱砂为衣。每服三钱，党参、龙骨煎汤送下。

组方出处:《不知医必要》卷三。

③临床上和党参有关的饮片规格有"党参、蜜党参和米党参"，其相关区别如下表（表6–16）所示。

表6–16　党参、蜜党参和米党参的比较

炮制规格	性味归经	功能主治	炮制方法
党参	甘，平。归脾、肺经	补中益气，健脾益肺。用于脾肺虚弱，气短心悸，食少便溏，虚喘咳嗽，内热消渴	除去杂质，洗净，润透，切厚片，干燥
蜜党参	甘，平。归脾、肺经	补中益气，润肺止咳。用于脾肺虚弱，虚喘咳嗽	取炼蜜，用适量开水稀释后，加入党参片充分拌匀，闷透，置热锅内，用文火加热，炒至黄棕色，不粘手时取出，摊开，晾凉
米党参	甘平，归脾、肺经	和脾胃，补中益气，生津	先将锅内喷上水，再撒米，米借水湿粘于锅上，文火加热烧至米冒烟时，倒入党参段，轻轻翻炒，炒至党参段颜色加深，取出，摊开，晾凉，筛去米

米炒南沙参

【来源】本品为南沙参的炮制加工品。南沙参来源于桔梗科植物轮叶沙参 *Adenophora tetraphylla*(Thunb.)Fisch. 或沙参 *Adenophora stricta* Miq. 的干燥根。春、秋二季采挖，除去须根，洗后趁鲜刮去粗皮，洗净，干燥。

【炮制方法】先将锅内喷上水，再撒米，米借水力黏附于锅上，文火加热烧至米冒烟时，投入净南沙参片，轻轻翻炒，炒至南沙参片颜色加深时，取出，摊开，晾凉，筛去米。

每 100kg 南沙参片，用大米 10kg。

加工流程图：

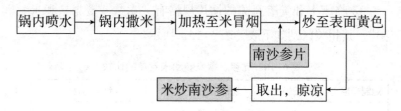

【炮制设备及器具】炒锅、水桶、料盘、金属筛子等。

【成品性状】形如南沙参片，表面淡黄色，偶有焦斑。

【炮制作用】米炒取其和脾胃的作用。

【性味归经】甘，微寒。归肺、胃经。

【功能主治】养阴清肺，益胃生津，化痰，益气。

【用法用量】9 ～ 15g。

【贮藏】置通风干燥处，防潮及虫蛀。

【附注】

①文献记载：明代《本草纲目》中有"酒炙"方法的记载，清代《医学集成》中提到"米炒、酒炒"。

②古方举隅：

处方：米炒南沙参二钱，蜜炙升麻五分，清炙黄二钱，炒扁豆衣三钱，朱茯神三钱，水炙桑叶三钱，净槐米三钱（包），生白术二钱，土炒当归三钱，赤豆一两，灶心黄土一两（荷叶包，煎汤代水）。

功能：补中益气，育阴清化。

组方出处:《丁甘仁医案》卷八。

③临床上和南沙参有关的饮片规格有"南沙参、蜜南沙参和米炒南沙参",其相关区别如下表(表6-17)所示。

表6-17　南沙参、蜜南沙参和米炒南沙参的比较

炮制规格	性味归经	功能主治	炮制方法
南沙参	甘,微寒,归肺、胃经	阴虚肺热干咳,热病伤津,舌干口渴	取药材挑选,抢水淘洗,吸润,切厚片,干燥
蜜南沙参	甘,微寒,归肺、胃经	养阴清肺,化痰,益气	取净南沙参片,加蜜水充分拌匀,稍润,用文火炒至切面呈黄色至黄棕色,气香,不粘手时,取出,晾凉,筛去碎屑
米炒南沙参	甘,微寒,归肺、胃经	养阴清肺,益胃生津,化痰,益气	先将锅内喷上水,再撒米,米借水湿粘于锅上,文火加热,烧至米冒烟时,投入净南沙参片,轻轻翻炒,炒至南沙参片颜色加深时,取出,摊开,晾凉,筛去米

米炒北沙参

【来源】本品为北沙参的炮制加工品。北沙参来源于伞形科植物珊瑚菜 *Glehnia littoralis* Fr. Schmidt ex miq. 的干燥根。夏、秋二季采挖,除去须根,洗净,稍晾,置沸水中烫后,除去外皮,干燥;或洗净直接干燥。

【炮制方法】将锅湿润,取大米撒炒药锅内并黏附于锅底,用文火加热至冒烟时,投入北沙参饮片拌炒,轻轻翻炒至北沙参颜色加深时,取出,摊开,晾凉,筛去米。

每100kg北沙参饮片,用大米10kg。

加工流程图:

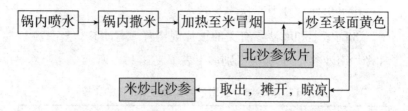

【炮制设备及器具】炒锅、水桶、料盘、金属筛子等。

【成品性状】形如北沙参饮片，表面黄色，微具焦斑，气香。

【炮制作用】增强益气健脾。用于热病伤阴证。

【性味归经】甘、微苦，微寒。归肺、胃经。

【功能主治】养阴清肺，益胃生津。用于肺热燥咳，劳嗽痰血，胃阴不足，热病津伤，咽干口渴。

【用法用量】5 ～ 12g。

【贮藏】置通风干燥处，防蛀。

【附注】临床上和北沙参有关的饮片规格有"北沙参、蜜北沙参和米炒北沙参"，其相关区别如下表（表 6–18）所示。

表 6–18　北沙参和米炒北沙参的比较

炮制规格	性味归经	功能主治	炮制方法
北沙参	甘、微苦，微寒。归肺、胃经	养阴清肺，益胃生津。用于肺热燥咳，劳嗽痰血，胃阴不足，热病津伤，咽下口渴	取原药材，除去杂质及残茎，洗净，闷润8 ～ 12小时至内外湿度一致，切厚片或中段，干燥
米炒北沙参	甘、微苦，微寒。归肺、胃经	养阴清肺，益胃生津，补脾益胃。用于肺热燥咳，劳嗽痰血，胃阴不足，热病津伤，咽下口渴，偏于和胃止泻	将锅湿润，取大米撒炒药锅内并黏附于锅底，用文火加热至冒烟时，投入北沙参饮片拌炒，轻轻翻炒至北沙参颜色加深时，取出，摊开，晾凉，筛去米

蜜桔梗

【来源】本品为桔梗的炮制加工品。桔梗来源于桔梗科植物桔梗 *Platycodon grandiflorum*（Jacq.）A.Dc. 的干燥根。春、秋二季采挖，洗净，除去须根，趁鲜剥去外皮或不去外皮，干燥。

【炮制方法】取净桔梗片，置适宜容器内，加蜜水充分拌匀，稍润 1 ～ 2 小时，置热锅内，用文火炒至不粘手，取出，摊开，晾凉。

每 100kg 桔梗片，用炼蜜 20kg。

加工流程图：

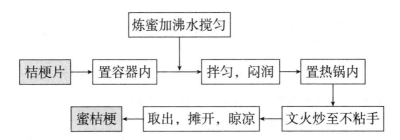

【炮制设备及器具】炒锅、蜜水盆、料盘、暖瓶等。

【成品性状】形如桔梗片，表面淡黄色至淡棕色，略显滋润，微具蜜糖香气，味甜而后苦。

【炮制作用】蜜桔梗可增强润肺祛痰止咳作用。多用于肺阴不足的咳嗽。

【性味归经】苦、辛，平。归肺经。

【功能主治】宣肺，利咽，祛痰，排脓。用于咳嗽痰多，胸闷不畅，咽痛音哑，肺痈吐脓。

【用法用量】3 ～ 10g。

【贮藏】置通风干燥处，防蛀，密闭。

【附注】

①文献记载：桔梗的炮制方法多达十余种，宋代《圣济总录》有蜜蒸法，元代《活幼口议》中有蜜炙的记载。

②古方举隅：

甘桔汤

处方：人参（去芦）五钱，桔梗（蜜浸，炒）一两，甘草（半生半炙）二钱。

主治：小儿感冒风热，火气熏逼，痘疮蕴毒上攻，咽喉肿胀，痰气不顺，咳嗽失音。

用法用量：水煎，不拘时服。

组方出处：《幼科类萃》卷二十五。

五拗汤

处方：麻黄（不去根节）、杏仁（不去皮尖）、荆芥（不去梗）、桔梗（蜜水拌炒）各五钱，甘草二钱半。

功能：宣肺发表，止咳化痰。

用法用量：上研末，每服二钱，水一盏，煎七分，不拘时温服。

组方出处：《证治准绳·幼科》集之九。

③临床上和桔梗有关的饮片规格有"桔梗和蜜桔梗"，其相关区别如下表（表6-19）所示。

表6-19　桔梗和蜜桔梗的比较

炮制规格	性味归经	功能主治	炮制方法
桔梗	苦，辛，平。归肺经	宣肺，利咽，祛痰，排脓	取原药材，除去杂质，洗净，稍浸，取出，闷润8～12小时，至内外湿度一致，切薄片，干燥，筛去碎屑

续表

炮制规格	性味归经	功能主治	炮制方法
蜜桔梗	苦，辛，平。归肺经	宣肺，利咽，祛痰，排脓。用于咳嗽痰多，胸闷不畅，咽痛音哑，肺痈吐脓	取桔梗片，置适宜容器内，加蜜水充分拌匀，稍润1～2小时，置热锅内，用文火炒至不粘手，取出，摊开，晾凉

蜜升麻

【来源】本品为升麻的炮制加工品。升麻来源于毛茛科植物大三叶升麻 *Cimicifuga heracleifolia* Kom.、兴安升麻 *Cimicifuga dahurica*(Turez.）Maxim. 或 升 麻 *Cimicifuga foetida* L. 干燥根茎。秋季采挖，除去泥沙，晒至须根干时，燎去或除去须根，晒干。

【炮制方法】取净升麻片，置适宜的容器内，加蜜水充分拌匀，稍润1～2小时，置热锅内，用文火炒至微上火色、不粘手时，取出，摊开，晾凉。

每100kg升麻片，用炼蜜25kg。

加工流程图：

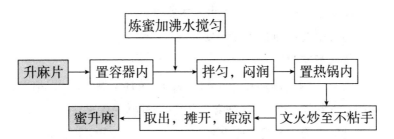

【炮制设备及器具】炒锅、蜜水盆、料盘、暖瓶等。

【成品性状】形如升麻片，表面黄棕色或棕褐色，有蜜香气，味甜而微苦。

【炮制作用】蜜炙后减低了其辛散之力，升阳作用缓和而较持久，并减少了对胃的刺激，常用于中气虚弱证的治疗。

【性味归经】辛、微甘、微寒。归肺、脾、胃、大肠经。

【功能主治】发表透疹，清热解毒，升举阳气。用于风热头痛，齿痛口疮，咽喉肿痛，麻疹不透，阳毒发斑，脱肛，子宫脱垂。

【用法用量】3～10g。

【贮藏】密闭，置阴凉、通风干燥处。

【附注】

①文献记载：清代《不知医必要》中记载着蜜制升麻，清代《本草易读》中提到蜜煎升麻，《证因方论集要》《本草求真》中都有蜜水炒升麻的记载。

②古方举隅：

扶元逐疫汤

处方：黄芪（炙）、升麻（蜜水炒）、白术（土炒）、柴胡（蜜水炒）、陈皮（炒）、玉竹、沙参、甘草（炙）、当归。

功能主治：扶正托邪。主疫证。

用法用量：加生姜、大枣，水煎服。

组方出处：《证因方论集要》卷三。

加味芩连四物汤

处方：四物汤加黄芩（酒炒黑）、黄连（酒炒黑）、地榆、阿胶、荆芥穗（微炒）、升麻（蜜制）、棕榈皮灰。

功能主治：产后大便出血。

组方出处：《医宗金鉴》卷四十八。

③临床上有关升麻的饮片规格有"升麻、升麻炭和蜜升麻"，其相关区别如下表（表6-20）所示。

表 6-20　升麻、升麻炭和蜜升麻的比较

炮制规格	性味归经	功能主治	炮制方法
升麻	辛、微甘、微寒。归肺、脾、胃、大肠经	发表，清热解毒，升举阳气。用于风热头痛，齿痛口疮，咽喉肿痛，麻疹不透，阳毒发斑，脱肛，子宫脱垂	取原药材，除去杂质及残茎，略泡，洗净，润透，除去残茎，切厚片，干燥
升麻炭	辛、微甘、微寒。归肺、脾、胃、大肠经	增加其止血效果	取净升麻片，置热锅内，不断翻炒，用武火炒至表面焦黑色，内部棕褐色，喷淋清水少许，灭尽火星，略炒，取出，摊开，晾干
蜜升麻	辛、微甘、微寒。归肺、脾、胃、大肠经	发表透疹，清热解毒，升举阳气。用于风热头痛，齿痛口疮，咽喉肿痛，麻疹不透，阳毒发斑，脱肛，子宫脱垂，祛风清热，凉血明目，散温解毒	取净升麻片，置适宜的容器内，加蜜水充分拌匀，稍润，置热锅内，用文火炒至微上火色、不粘手时，取出，摊开，晾凉

升麻炭

【来源】本品为升麻的炮制加工品。升麻来源于毛茛科植物大三叶升麻 *Cimicifuga heracleifolia* Kom.、兴安升麻 *Cimicifuga dahurica*（Turcz.）Maxim. 或升麻 *Cimicifuga foetida* L. 的干燥根茎。秋季采挖，除去泥沙，晒至须根干时，燎去或除去须根，晒干。

【炮制方法】取净升麻片，置热锅内，不断翻炒，用武火加热，炒至表面焦黑色，内部棕褐色，喷淋清水少许，灭尽火星，略炒，取出，摊开，晾凉。

加工流程图：

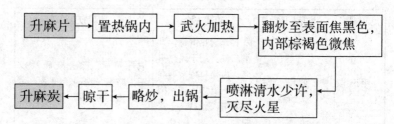

【炮制设备及器具】炒锅、簸箕、喷壶、金属筛子、料盘等。

【成品性状】形如升麻片。表面焦黑色，可见放射状或不规则网状纹理，内部棕褐色。有焦煳气味。

【炮制作用】增加其止血功效。

【性味归经】辛、微甘，微寒。归肺、脾、胃、大肠经。

【功能主治】发表透疹，清热解毒，升举阳气，止血。用于崩漏，便血。

【用法用量】3～10g。

【贮藏】置阴凉干燥处。

【附注】

①文献记载：宋代《圣济总录》中见有"入瓶子内固济留一孔烧令烟绝，取出细研"；清代《类证治裁》曰："炒黑。"

②古方举隅：

举元煎

处方：人参、炙黄芪各三五钱，炙甘草一二钱，升麻五七分，炒白术一二钱。

主治：主治气虚下陷，血崩血脱，亡阳垂危等症。

用法用量：水一盅半，煎七八分，温服。

组方出处：《景岳全书》卷五十一。

升阳四物汤

处方：熟地五钱，当归三钱（醋炒），白芍一钱半（炒），川芎一钱，白芷一钱半（炒黑），升麻五分（炒黑），血余三钱（炒炭）。

主治：产后漏血不止，脉虚弦者。

用法用量：水煎，去滓温服。

组方出处：《医略六书》卷三十。

③临床上有关升麻的饮片规格有"升麻、升麻炭和蜜升麻"，其相关区别见表6-20。

砂仁拌熟地黄

【来源】熟地黄为生地黄的炮制加工品。生地黄来源于玄参科植物地黄 *Rehmannia glutinosa* Libosch. 的新鲜或干燥块根。秋季采挖，除去芦头、须根及泥沙，鲜用；或将地黄缓缓烘焙至约八成干。前者习称"鲜地黄"，后者习称"生地黄"。砂仁粉为砂仁的炮制加工品（砂仁去壳取仁串碎用）。砂仁来源为姜科植物阳春砂 *Amomum villosum* Lour.、绿壳砂 *Amomum villosum* Lour.var.*xanthioides* T.L.Wu et Senjen 或海南砂 *Amomum longiligulare* T.L.Wu 的干燥成熟果实。夏、秋二季果实成熟时采收，晒干或低温干燥。

【炮制方法】取净生地黄片，加入黄酒、砂仁粉拌匀，装铜罐或适宜（蒸、炖制）容器内，密闭，以武火加热，隔水炖约48小时，中间倒罐2次，至内外漆黑、发空为度，取出，摊开，晾至约八成干，切厚片，干燥。

每100kg生地黄片，用黄酒30～50kg，砂仁粉1kg。

加工流程图：

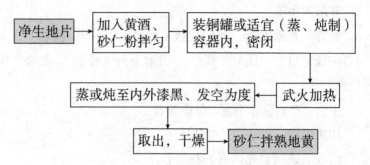

【炮制设备及器具】煮锅、铜罐、炖锅、黄酒桶、烘干箱、料盘等。

【成品性状】本品形如熟地，有辛香气。

【炮制作用】熟地黄补血滋阴。砂仁拌后增加了补血养阴，除腻和胃的功效，可治疗血虚、肾阴亏虚。

【性味归经】甘，微温。归肝、肾经。

【功能主治】补血滋阴，益精填髓。用于血虚萎黄，心悸怔忡，月经不调，崩漏下血，肝肾阴虚，腰膝酸软，骨蒸潮热，盗汗遗精，内热消渴，眩晕，耳鸣，须发早白。砂仁拌熟地补血养阴，除腻和胃。用于治疗血虚、肾阴亏虚之脘腹胀满，食欲不振，以及胎动不安。

【用法用量】9～15g。

【贮藏】置通风干燥处。

【附注】

①文献记载：最早见于明代《本草纲目》中"近时造法，以好酒入缩砂仁末在内拌匀，柳木甑于锅内蒸令气透曝干，再以砂仁酒拌蒸，如此九蒸九曝乃止"。《医宗必读》中提到"酒润用缩砂仁粗末拌蒸，盖复极密，文武火蒸半日，取起晒极干，如前又蒸九次为度，令中心透熟纯黑乃佳"。清代《本草述》

《本草备要》《修事指南》等书中都有相同记载。

②古方举隅：

龟柏地黄汤

处方：生龟板四钱（杵），生白芍三钱，大熟地五钱（砂仁三分拌捣），生川柏六分（醋炒），粉丹皮一钱半，萸肉一钱，淮山药三钱（杵），辰茯神三钱，青盐陈皮八分。

功能：清肝益肾，潜阳育阴。

用法用量：水煎服。

组方出处：《重订通俗伤寒论》

六味地黄丸

处方：地黄八两（砂仁酒拌，九蒸九晒），山茱萸肉（酒润）、山药各四两，茯苓乳拌、丹皮、泽泻各三两。

主治：治肝肾不足，真阴亏损，精血枯竭，憔悴羸弱，腰痛足酸，自汗盗汗，水泛为痰，发热咳嗽，头晕目眩，耳鸣耳聋，遗精便血，消渴淋沥，失血失音，舌燥喉痛，虚火牙痛，足跟作痛，下部疮疡等证。证皆由肾水不足，虚火上炎所致。

用法与用量：蜜丸，空心盐汤下，冬酒下。

组方出处：《医方集解》。

③临床上和地黄有关的饮片规格有"鲜生地、生地黄、炒生地黄、熟地黄、生地黄炭、熟地黄炭和砂仁拌熟地"，其相关区别见表6-7。

土白芍

【来源】本品为白芍的炮制加工品。白芍来源于毛茛科植物芍药 *Paeonia lactiflora* Pall. 的干燥根。夏、秋二季采挖，洗净，除去头尾和细根，置沸水中煮后除去外皮或去皮后再煮，晒干。

【炮制方法】取灶心土细粉置锅内，不断翻炒，文火加热，炒至灵活状态时，投入净白芍片，不断翻埋，保持文火，炒至表面挂土色时，取出，速筛去土粉，摊开，晾凉。

每100kg白芍片，用灶心土细粉30kg。

加工流程：

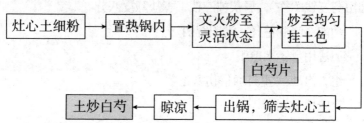

【炮制设备及器具】炒锅、金属筛、料盘等。

【成品性状】形如白芍片，表面为土黄色，挂有细土末，微有土香气。

【炮制作用】可借土气入脾，增强柔肝和脾、止泻作用。

【性味归经】苦、酸，微寒。归肝、脾经。

【功能主治】平肝止痛，养血调经，敛阴止汗。用于头痛眩晕，胁痛，腹痛，四肢挛痛，血虚萎黄，月经不调，自汗，盗汗等。土白芍：柔肝和脾，止泻。用于肝阳脾虚泄泻，或泻痢日久，喜按喜温等。

【用法用量】6～15g。

【注意】不宜与藜芦同用。

【贮藏】置干燥处，防蛀。

【附注】

①文献记载：《时病论》载：土炒。

②古方举隅：无方名（培中泻木法）

处方：白术二钱（土炒），白芍一钱（土炒），陈广皮一钱，软防风一钱，白茯苓三钱，粉甘草五分，炮姜炭八分，吴萸八分（泡），新荷叶一钱。

主治：治伏气飧泄、洞泄及风痢。

用法与用量：煎服。

组方出处：《时病论》卷之三。

③临床上和白芍有关的饮片规格有"白芍、麸炒白芍、酒白芍、醋白芍、炒白芍、焦白芍、白芍炭和土白芍"，其相关区别见表6-11。

土白术

【来源】本品为白术的炮制加工品。白术来源于菊科植物白术 *Atractylodes macrocephala* Koidz. 的干燥根茎。深秋冬初，下部叶枯黄、上部叶变脆时采挖，除去泥沙，烘干或晒干，再除去须根。

【炮制方法】取伏龙肝细粉置锅内，不断翻炒，中火加热，炒至灵活状态时，投入净白术片，不断翻埋，保持文火，炒至表面挂土色，并有香气逸出时，取出，速筛去土粉，摊开，晾凉。

每100kg白术片，用伏龙肝细粉30kg。

加工流程图：

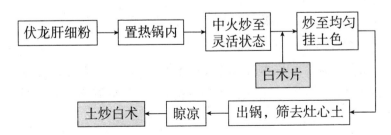

101

【炮制设备及器具】炒锅、金属筛、料盘等。

【成品性状】形如白术片，表面显土色，微有土粉，有土香气。

【炮制作用】土炒增强补脾止泻作用，缓和燥热之性。

【性味归经】苦，甘，温。归脾、胃经。

【功能主治】健脾益气，燥湿利水，止汗，安胎。用于脾胃虚弱所致的食少便溏，倦怠乏力，小便不利，水肿，自汗。土白术健脾，和胃，安胎。用于脾虚食少，泄泻便溏，胎动不安。

【用法用量】6～12g。

【贮藏】置阴凉干燥处，防蛀。

【附注】

①文献记载：《本草蒙筌》：白术咀后，人乳汁润之，制其性也，润过陈壁土和炒。

②古方举隅：大健脾丸

处方：人参、陈皮、茯苓各二两，枳实、青皮、炒半夏曲、山楂各一两，白术（土炒）三两，炒白豆蔻、木香各五钱，炒谷芽、黄连（同吴茱萸五钱，浸炒赤色，去吴茱萸）各一两六钱，上药为细末，水煮荷叶，老米粥和丸，绿豆大。

功能主治：健脾养胃，利湿消食。治脾虚气亏，饮食不化，胸膈痞满，面黄肌瘦。

用法用量：每服一百丸，食前温开水送下。

组方出处：《古今医统大全》卷二十三。

③临床上和白术有关的饮片规格有"白术、土白术、麸炒白术和焦白术"，其相关区别如下表（表6-21）所示。

表 6-21 白术、土白术、麸炒白术和焦白术的比较

炮制规格	性味归经	功能主治	炮制方法
白术	苦、甘，温。归脾、胃经	健脾益气，燥湿利水，止汗，安胎。用于脾胃虚弱所致的食少便溏，倦怠乏力，小便不利，水肿，自汗	取原药材，除去杂质及残茎，大小分档，用水泡润至透，切厚片，干燥，筛去碎屑
土白术	苦、甘，温。归脾、胃经	健脾，和胃，安胎。用于脾虚食少，泄泻便溏，胎动不安	取伏龙肝细粉，置热锅内，用中火炒至灵活状态时，加入净白术片，炒至表面均匀挂上土粉，有香气溢出时，取出，筛去伏龙肝细粉，摊开，晾凉
麸炒白术	苦、甘，温。归脾、胃经	用于脾胃不和，运化失常，食少胀满倦怠乏力，表虚自汗	先将锅用中火烧热，撒入麦麸即冒烟时，投入净白术片，不断翻炒至白术片呈黄褐色，取出，筛去麦麸，摊开，晾凉
焦白术	苦、甘，温。归脾、胃经	健脾止泻。用于脾虚泄泻，久痢，带下白浊	取净白术片，置热锅内，用中火炒至表面焦褐色，喷淋清水少许，熄灭火星，取出，摊开，晾凉

土当归

【来源】本品为当归的炮制加工品。当归来源于伞形科植物当归 *Angelica sinensis*（Oliv.）Diels 的干燥根。秋末采挖，除去须根和泥沙，待水分稍蒸发后，捆成小把，上棚，用烟火慢慢熏干。

【炮制方法】取灶心土细粉置锅内，不断翻炒，文火加热，炒至灵活状态时，投入净当归片，不断翻埋，保持文火，炒至表面挂土色，并有香气逸出时，取出，速筛去土粉，摊开，晾凉。

每 100kg 当归片，用灶心土细粉 30kg。

加工流程图：

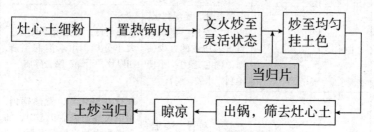

【炮制设备及器具】炒锅、金属筛、料盘等。

【成品性状】形如当归片，表面深黄（挂土）色，有香气。

【炮制作用】当归味甘、辛、苦，性温，入心、肝、脾三经，为养血之药，其行走之性（油分）滑肠，气味（辛）与胃虚不相宜，肠胃虚弱用之不宜，通过土炒降低当归部分油分和辛香气味，增加伏龙肝的补脾止泻之功，得到和缓之功效。

【性味归经】甘、辛，温。归肝、心、脾经。

【功能主治】补血活血，调经止痛，润肠通便。用于血虚萎黄，眩晕心悸，月经不调，经闭痛经，虚寒腹痛，风湿痹痛，跌仆损伤，痈疽疮疡，肠燥便秘。土当归温中补血和脾，健脾止泻。

【用法用量】6～12g。

【贮藏】置阴凉干燥处，防潮，防蛀。

【附注】

①文献记载：《医宗金鉴》有土炒当归的记载。

②古方举隅：加减回阳汤

处方：潞参一两，附子片五钱，干姜三钱，白术五钱（土炒），上元桂一钱半（去皮，研），当归三钱（土炒），扁豆五钱

（炒），半夏三钱，蔻米五分（研），茯神三钱，伏龙肝三钱。

主治：治霍乱，上吐下泻，转筋阴寒，眼胞塌陷，汗出如水，肢冷如冰。

用法用量：水煎服。

组方出处：《揣摩有得集》。

③临床上和当归有关的饮片规格有"当归、当归头、当归身、当归尾、酒当归、土当归、焦当归和当归炭"，其相关区别见表6-9。

煨葛根

【来源】本品为葛根的炮制加工品。葛根来源于豆科植物野葛 *Pueraria lobata*（Willd.）Ohwi 的干燥根。习称野葛。秋、冬二季采挖，趁鲜切成厚片或小块；干燥。

【炮制方法】取少量麦麸撒在热锅内，文火加热，待起烟时，投入葛根片（或块），上盖剩余的麦麸，待下层麦麸呈焦黄色时，慢慢翻炒，拌炒至葛根片（或块）呈焦黄色，取出，筛去焦麦麸，摊开，晾凉。

每100kg葛根片，用麦麸30kg。

加工流程图：

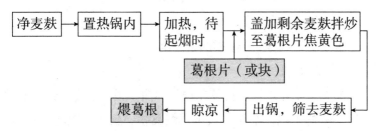

【炮制设备及器具】铁丝筛或竹匾或托盘、烘炉或烘干室、料盘等。

【成品性状】本品形如葛根片，表面微黄色，米黄色或深黄色。

【炮制作用】葛根煨后增强升阳、止泻、生津的作用。

【性味归经】甘、辛，凉。归脾、胃经。

【功能主治】解肌退热，生津止渴，透疹，升阳止泻，通经活络，解酒毒。用于外感发热头痛，项背强痛，口渴，消渴，麻疹不透，热痢，泄泻，眩晕头痛，中风偏瘫，胸痹心痛，酒毒伤中。煨葛根益气升阳，止泻生津。用于胃虚口渴，消渴，热痢，泄泻。

【用法用量】10～15g。

【贮藏】置通风干燥处，防蛀。

【附注】

①文献记载：清代《食物》有"煨熟用"，清代《本经逢原》有"入阳明表药生用，胃热烦渴煨熟用"的记载。

②古方举隅：

扶土抑木煎

处方：炒白芍六钱，炒白术三钱，煨防风一钱半，新会皮一钱，炒黄芩二钱，煨葛根一钱。

功能主治：扶土抑木。主泄泻伤寒。

用法用量：水煎服。

组方出处：《重订通俗伤寒论》。

银花荆芥炭汤

处方：厚朴二钱，黄芩二钱，神曲二钱，广皮一钱，木香一钱，槟榔一钱，柴胡一钱半，煨葛根一钱半，银花炭三钱，荆芥炭三钱。

主治：湿热内滞太阴，郁久而为滞下，胸痞腹痛，下坠窘迫，脓白稠黏，里急后重，脉软数者。

用法用量：水煎服。

组方出处：《温热病指南集》。

③临床上和葛根有关的饮片规格有"葛根和煨葛根"，其相关区别如下表（表6-22）所示。

表6-22 葛根和煨葛根的比较

炮制规格	性味归经	功能主治	炮制方法
葛根	甘、辛，凉。归脾、胃经	解肌退热，生津，透疹，升阳止泻。用于外感发热头痛、项背强痛、口渴、消渴、麻疹不透，热痢，泄泻；高血压颈项强痛	取原药材（产地片、块），除去杂质，筛去灰屑
煨葛根	甘、辛，凉。归脾、胃经	益气升阳，止泻生津。用于胃虚口渴，消渴，热痢，泄泻	取麦麸撒在热锅中，加热，待起烟时，加入葛根片（或块），拌炒至葛根片呈焦黄色，取出，筛去焦麦麸，摊开，晾凉

煨 姜

【来源】本品为姜的炮制加工品。姜来源于姜科植物姜 *Zingiber officinale* Rosc. 的新鲜根茎。秋、冬二季采挖，除去须根和泥沙。

【炮制方法】取鲜姜，洗净，切厚片。切好的鲜生姜片，用吸水纸包好，浸润湿透，待湿度减少到适宜程度，置于炉台上或烘炉中，待包裹纸呈焦黄色时，取出，摊开，晾凉，去纸备用。

加工流程图：

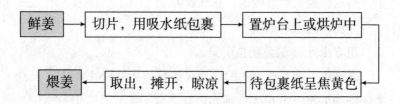

【炮制设备及器具】烘炉或烘干室、料盘、吸水纸等。

【成品性状】本品呈不规则的厚片，可见指状分枝。外表皮黄褐色或灰棕色，可见环节。切面浅黄色，微有焦斑，内皮层环纹明显，维管束散在。气香特异，味辛辣。

【炮制作用】生姜辛，微温。具有解表散寒，温中止呕，化痰止咳作用。煨后药性偏温，和胃作用增强。

【性味归经】辛，温。归脾、胃经。

【功能主治】和中止呕。用于胃寒，呕吐。

【用法用量】3～9g。

【贮藏】置阴凉处。

【附注】

①文献记载：唐代《仙授理伤续断秘方》有"面煨"，明代《普济方》有"纸裹煨过，半生半熟"的记载。

②古方举隅：姜苋方

处方：马齿苋二两，生姜二两。

功能：久痢不止，或赤或白。

用法用量：上和匀，用湿纸裹，煨熟，不拘多少，细嚼，米饮咽下。

组方出处：《普济方》卷二一二。

③临床上和姜有关的饮片规格有"生姜、煨姜、干姜、炮姜、姜炭和姜皮"，其相关区别如下表（表6-23）所示。

表 6-23　生姜、煨姜、姜皮、干姜、炮姜和姜炭的比较

炮制规格	性味归经	功能主治	炮制方法
生姜	辛，微温。归肺、胃、脾经	解表散寒，止呕解毒。用于风寒感冒，呕吐，痰多喘咳	除去杂质，洗净。用时切厚片
煨姜	辛，温。归脾、胃经	温胃止呕。用于腹痛泄泻	将鲜姜，洗净，切厚片，取切好的鲜生姜片，用吸水纸包好，浸润湿透，待湿度减少到适宜程度，置于炉台上或烘炉中，待包裹纸呈焦黄色时，取出，摊开，晾凉，去纸备用
干姜	辛，热。归肺、胃、肾、心、脾经	温中散寒，回阳通脉，温肺化饮。用于脘腹冷痛，呕吐，泄泻，肢冷脉微，痰饮喘咳	除去杂质，略泡，洗净，闷润 2～4 小时，至内外湿度一致，切厚片或块，晒干或低温干燥，筛去碎屑
炮姜	辛、热。归胃、肾、脾经	温中散寒，温经止血。用于阳虚失血，吐衄崩漏，脾胃虚寒，腹痛吐泻	取河砂，置热锅中，用武火 180～220℃炒至灵活状态，加入大小分档的干姜片，不断翻动，烫至表面鼓起、表面棕褐色，筛去砂，晾凉
姜炭	辛，热。归肺、胃、肾、心、脾经	温经止血。用于各种虚寒性出血，且出血较急，出血量较多	取切好的干姜块，置热锅中，武火炒至表面焦黑色，内部棕褐色
姜皮	辛，凉，归脾、肺经	行水消肿。用于水肿胀满，小便不利	取鲜姜洗净，刮取外层栓皮，晒干

煨木香

【来源】本品为木香的炮制加工品。木香来源于菊科植物木香 *Aucklandia lappa* Decne. 的干燥根。秋、冬二季采挖，除去泥沙和须根，切段，大者再纵剖成瓣，干燥后撞去粗皮。

【炮制方法】取未完全干燥的木香片，平铺于匾中的吸油纸上，用一层吸油纸，一层木香片，如此间隔平铺数层，置炉火旁或温度较高的烘干室内，待烘煨至木香中所含的挥发油渗至纸上（中间可换吸油纸）至无油迹时，取出，分离木香片与吸油纸，取煨制木香片，晾凉。

加工流程图：

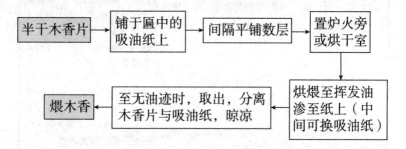

【炮制设备及器具】铁丝匾、烘炉或烘干室、料盘、吸油纸等。

【成品性状】本品形如木香片，表面淡灰褐色，气微香，味微苦。

【炮制作用】煨后行气力量减弱，增强了止泻作用。

【性味归经】辛、苦，温。归脾、胃、大肠、三焦、胆经。

【功能主治】行气止痛，健脾消食。用于胸胁、脘腹胀痛，泻痢后重，食积不消，不思饮食。煨木香实肠止泻。用于泄泻腹痛。

【用法用量】3～6g。

【贮藏】置干燥处，防潮。

【附注】

①文献记载:《苏沈良方》中始载"面裹煨熟"。《普济本事方》又载了"纸裹湿水，微煨"。《炮炙大法》曰："若实大肠宜

面裹煨熟。"《本草纲目》:"凡入理气药,只生用,不见火;若实大肠,宜面裹煨熟用。"《本草必用》有"生用理气,煨熟止泻"的阐述。

②古方举隅:大香连丸

处方:黄连(去芦须)二十两(用茱萸十两同炒令赤,去茱萸不用),木香(不见火)四两八钱八分。上为细末,醋糊为丸,如梧桐子大。

主治:主治丈夫妇人肠胃虚弱,冷热不调,泄泻烦渴,米谷不化,腹胀肠鸣,胸膈痞闷,胁肋胀满;或下痢脓血,里急后重,夜起频并,不思饮食;或小便不利,肢体怠惰,渐即瘦弱。

用法用量:每服二十丸,饭饮吞下。

组方出处:《太平惠民和剂局方》卷六。

③临床上和木香有关的饮片规格有"木香和煨木香",其相关区别如下表(表6-24)所示。

表6-24　木香和煨木香的比较

炮制规格	性味归经	功能主治	炮制方法
木香	辛、苦、温。归脾、胃、大肠、三焦、胆经	行气止痛,健脾消食。用于胸脘胀痛,泻痢后重,食积不消,不思饮食	取原药材,除去杂质,大小分开,洗净,浸泡约2小时,取出,闷润6~8小时,至内外湿度一致,切厚片,干燥,筛去碎屑。若为产地片,除去杂质
煨木香	辛、苦、温。归脾、胃、大肠、三焦、胆经	实肠止泻。用于泄泻腹痛	取未完全干燥的木香片,放在铁丝或竹匾中,用一层草纸,一层木香片,间隔平铺数层,置炉火旁或烘干室内,烘煨至木香中所含的挥发油渗至纸上,取出,晾凉

香附炭

【来源】本品为香附的炮制加工品。香附来源于莎草科植物莎草 *Cyperus rotundus* L. 的干燥根茎。秋季采挖，燎去毛须，置沸水中略煮或蒸透后晒干，或燎后直接晒干。

【炮制方法】取香附饮片，大小个分开，置热锅内，不断翻炒，武火加热，炒至表面焦黑色，内部焦褐色，喷淋清水少许，灭尽火星，略炒，取出，摊开，晾干。

加工流程图：

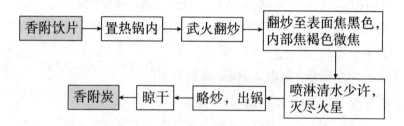

【炮制设备及器具】炒锅、簸箕、喷壶、金属筛子、料盘等。

【成品性状】表面焦黑色，内部焦褐色，形状如香附。

【炮制作用】增加其止血作用。

【性味归经】辛、微苦、微甘，平。归肝、脾、三焦经。

【功能主治】疏肝解郁，理气宽中，调经止痛，止血。用于肝郁气滞，胸胁胀痛，疝气疼痛，乳房胀痛，脾胃气滞，脘腹痞闷，胀满疼痛，月经不调，经闭痛经。

【用法用量】6～10g。

【贮藏】阴凉干燥处。

【附注】

①文献记载：宋代《济生方》中提到"炒令极黑"，明代

《本草原始》中提到"内症炒黑色",《证治准绳》中提到"瓦器炒黑色,勿焦",《济阴纲目》中"炒焦黑存性为末",清代《药品辨义》中提到"若炒黑治淋沥及崩漏,盖因气郁以此疏之,吸其气而血自止也"。

②古方举隅:

开郁四物汤

处方:香附米一钱(炒黑),归身一钱,白芍药一钱(酒炒),熟地黄一钱,川芎半钱,黄芪半钱,蒲黄半钱,地榆半钱,人参半钱,白术一钱,升麻三分。

主治:崩漏。

用法用量:水煎服。甚者,加棕榈灰为末,酒调服。

组方出处:《东医宝鉴·内景篇》卷三。

止崩杂方一方

处方:香附子。

主治:妇人血崩。

用法用量:去毛,炒焦黑存性为末,热酒调服二钱,不过两服,立止。

组方出处:《济阴纲目》卷之二。

③临床上和香附有关的饮片规格有"香附、香附炭和醋香附",其相关区别如下表(表6-25)所示。

表6-25　香附、香附炭和醋香附的比较

炮制规格	性味归经	功能主治	炮制方法
香附	辛、微苦、微甘、平。归肝、脾、三焦经	疏肝解郁,理气宽中,调经止痛,止血	取原药材,除去杂质,碾成小豆大的颗粒,簸去皮毛,筛去细末

续表

炮制规格	性味归经	功能主治	炮制方法
香附炭	辛、微苦、微甘、平。归肝、脾、三焦经	增加其止血作用	取香附武火炒至表面焦黑色，内部焦褐色
醋香附	辛、微苦、微甘、平。归肝、脾、三焦经	醋炙香附能增强疏肝止痛作用，并能消积化滞	取净香附，加定量醋与适量水，共煮至辅料基本吸尽，再蒸4～5小时，闷之片刻，取出微凉，切薄片，干燥亦可直接煮至药透汁尽，切片，干燥

盐牛膝

【来源】本品为牛膝的炮制加工品。牛膝来源于苋科植物牛膝 *Achyranthes bidentata* Bl. 的干燥根。冬季茎叶枯萎时采挖，除去须根和泥沙，捆成小把，晒至干皱后，将顶端切齐，晒干。

【炮制方法】取净牛膝段，置适宜容器内，加盐水，充分拌匀，闷润至盐水吸尽，用文火加热炒干，取出，摊开，晾凉。

每100kg牛膝段，用食盐2kg。

加工流程图：

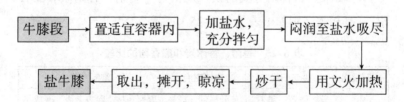

【炮制设备及器具】炒锅、料桶、料盘。

【成品性状】本品形如牛膝段，多有焦斑，味咸。

【炮制作用】盐制引药入肾，增强补肝肾、强筋骨的作用，并能引药下行。

【性味归经】苦、甘、酸，平。归肝、肾经。

【功能主治】补肝肾，强筋骨，逐瘀通经，引血下行。用于腰膝酸痛，筋骨无力，经闭癥瘕，肝阳眩晕。

【用法用量】4.5～9g。

【贮藏】置阴凉干燥处，防潮。

【附注】

①文献记载：《扁鹊心书》"盐水炒"，《嵩崖尊生全书》"盐酒炒"。

②古方举隅：牛膝汤

处方：当归（酒炒）一钱，牛膝（盐水炒）一钱，白芍（酒炒）一钱，元胡索（炒）一钱，丹皮一钱，肉桂（去皮，另炖）四分，桃仁（去皮尖，杵）七粒，木香末五分（冲药服）。

主治：主治月水不利，脐腹作痛，或小腹引腰，气攻胸胁。

用法用量：水煎，加酒一杯服。

组方出处：《不知医必要》卷四。

③临床上和牛膝有关的饮片规格有"牛膝、酒牛膝和盐牛膝"，其相关区别见表6-14。

朱麦冬

【来源】本品为麦冬的炮制加工品。麦冬来源于百合科植物麦冬 *Ophiopogon japonicus*（L.f）Ker-Gawl. 的干燥块根。夏季采挖，洗净，反复暴晒、堆置，至七八成干，除去须根，干燥。朱砂为硫化物类矿物辰砂族辰砂，主含硫化汞（HgS）。采挖后，选取纯净者，用磁铁吸净含铁的杂质，再

用水淘去杂石和泥沙。再经碾碎、研细、水飞后晾干或 40℃
以下干燥而得的细粉。

【炮制方法】取麦冬饮片，置适宜容器内，喷水少许，充
分拌匀，微润，放入朱砂细粉，散布均匀，随时翻动，至外面
挂匀朱砂为度，取出晒干，入库即得。

每 100kg 麦冬饮片，用朱砂粉 2kg。

加工流程图：

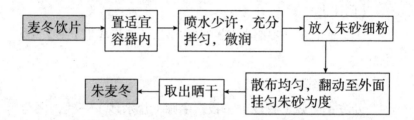

【炮制设备及器具】喷淋水壶、筛子、料盘。

【成品性状】本品形如麦冬，表面附着红色朱砂粉末。

【炮制作用】麦冬润肺清心，朱砂拌后可增加清心镇静，
安神的功效，有治疗失眠，多梦，咽喉肿痛的作用。

【性味归经】甘、微苦，微寒。归心、肺、胃经。

【功能主治】养阴生津，润肺清心。用于肺燥干咳，阴
虚劳嗽，喉痹咽痛，津伤口渴，内热消渴，心烦失眠，肠燥
便秘。朱麦冬清心镇静，安神，用于治疗失眠，多梦，咽喉
肿痛。

【用法用量】6～12g。

【贮藏】置阴凉干燥处，防潮。

【附注】

①文献记载：最早见于清代《吴鞠通医案》"麦冬（连心、

朱拌）"，清代《医醇賸义》"玄妙散"中记载"麦冬朱砂拌"，《本草便读》的麦冬条下记载"或拌入辰砂，惊烦可定"。

②古方举隅：玄妙散

处方：玄参、麦门冬（朱砂拌）各一钱五分，丹参、杏仁各三钱，沙参四钱，茯神、柏子仁、贝母、夜合花各二钱，桔梗一钱，淡竹叶十片，灯心三尺。

主治：心经之咳，痰少心烦，夜不成寐，玄妙散主之。

用法用量：水煎服。

组方出处：《医醇賸义》卷三。

③临床上和麦冬有关的饮片规格有"麦冬和朱麦冬"，其相关区别如下表（表6-26）所示。

表6-26 麦冬和朱麦冬的比较

炮制规格	性味归经	功能主治	炮制方法
麦冬	甘、微苦，微寒。归心、肺、胃经	养阴生津，润肺清心。用于肺燥干咳，虚痨咳嗽，津伤口渴，心烦失眠，内热消渴，肠燥便秘	取原药材，除去杂质
朱麦冬	甘、微苦，微寒。归心、肺、胃经	清心镇静，安神。用于治疗失眠，多梦，咽喉肿痛	取麦冬饮片，置适宜容器内，喷水少许，充分拌匀，微润，朱砂细粉散布均匀，翻动至外面挂匀朱砂为度，取出，晒干，入库即得

第七章　果实、种子类

巴豆霜

【来源】本品为巴豆的炮制加工品。巴豆来源于大戟科植物巴豆 *Croton tiglium* L. 的干燥成熟果实。秋季果实成熟时采收，堆置 2 ～ 3 天，摊开，干燥。

【炮制方法】取巴豆，去皮取净仁，碾碎成粗粉，用布包严，置笼屉内蒸透，取出蒸透的粗粉，用吸油纸包裹，压榨去油，吸油纸饱和时换纸，换纸时须将巴豆饼再研再榨，至油净为度，取出研细，过筛，即得。

加工流程图：

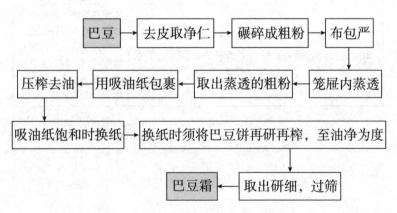

【炮制设备及器具】蒸笼、吸油纸（或豆包布）、压榨器、标准筛等。

【成品性状】本品为粒度均匀、疏松的淡黄色粉末，显油性。气微，微辛辣。

【炮制作用】降低毒性，缓和泻下作用。

【性味与归经】辛，热；有大毒。归胃、大肠经。

【功能主治】峻下积滞，逐水消肿，豁痰利咽。用于寒积便秘，乳食停滞，下腹水肿，二便不通，喉风，喉痹。

【用法用量】0.1～0.3g。多入丸散用。孕妇禁用；不宜与牵牛子同用。

【贮藏】置阴凉干燥处。

【附注】

①文献记载：巴豆始载于汉代《神农本草经》。《金匮玉函经》最早有"去皮心复熬变色"的记载。古代文献记载了巴豆的不同炮制方法。

制霜是巴豆炮制方法中应用时间较长，文献记载最多的一种方法，始载于汉代《华氏中藏经》，曰："去皮细研取霜。"《博济方》曰："槌碎用新水浸，逐日换水浸七日后，以纸裹压出油。"《伤寒总病论》曰："去皮心膜或炒焦紫色，或用汤煮，研细，压去油皆可。"

炒制在宋代《伤寒总病论》中最早，见有"去皮心膜或炒焦紫色，或用汤煮，研细，压去油皆可"的记载。

熬制在汉代《金匮玉函经》中最早记有"去皮心复熬变色""去皮心，熬黑"的记载。

②临床上和巴豆有关的饮片规格有"巴豆霜和巴豆"，其相

关区别如表 7-1 所示。

表 7-1   巴豆和巴豆霜的比较

炮制规格	性味归经	功能主治	炮制方法
巴豆	辛，热；有大毒。归胃、大肠经	峻下积滞，逐水消肿，豁痰利咽。用于寒积便秘，乳食停滞，下腹水肿，二便不通，喉风，喉痹	取原药材，暴晒或烘干后去外壳，取仁
巴豆霜	辛，热；有大毒。归胃、大肠经	降低毒性，缓和泻下作用	取巴豆，去皮取净仁，碾碎成粗粉，用布包严，置笼屉内蒸透，取出蒸透的粗粉，用吸油纸包裹，压榨去油，吸油纸饱和时换纸，换纸时须将巴豆饼再研再榨，至油净为度，取出研细，过筛，即得

柏子仁霜

【来源】本品为柏子仁的炮制加工品。柏子仁来源于柏科植物侧柏 *Platycladus orientalis*(L.)Franco 的干燥成熟种仁。秋、冬二季采收成熟种子，晒干除去种皮，收集种仁。

【炮制方法】取净柏子仁，碾碎成粗粉，用布包严，置笼屉内蒸透，取出蒸透的粗粉，用吸油纸包裹，压榨去油，吸油纸饱和时换纸，换纸时须将柏子仁饼再研再榨，至油净为度，取出研细，过筛，即得。

加工流程图：

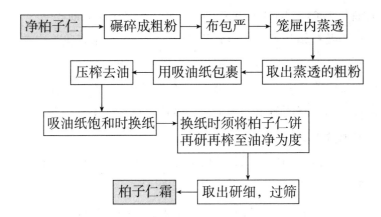

【炮制设备及器具】蒸笼、吸油纸（或豆包布）、压榨器、标准筛等。

【成品性状】本品为粒度均匀、疏松的黄色粉末，显油性。

【炮制作用】消除致呕和致泻的副作用，多用于虚烦失眠的脾虚患者。

【性味与归经】甘，平。归心、肾、大肠经。

【功能主治】养心安神，止汗，润肠。用于虚烦失眠，心悸怔忡，阴虚盗汗，肠燥便秘。

【用法用量】3～9g。

【贮藏】置阴凉干燥处，防蛀。

【附注】

①文献记载：本品在《神农本草经》中列为上品，在南北朝刘宋时期《雷公炮炙论》中较早地以酒及黄精汁为辅料进行炮炙，较为常见的方法有去油制霜，炒及酒浸。

炒法在宋代《政类本草》中较早地提到"入药微炒用"。在明代《本草纲目》中提到"簸取仁，炒研入药"。

去油制霜。在宋代《太平圣惠方》中提到"研，用纸裹压去油",《圣济总录》中也提到"另研，用纸裹压去油"。

酒及黄精汁炙。在南北朝刘宋时期《雷公炮炙论》中首先提到"凡使，先以酒浸一宿，至明漉出，晒干，却用黄精自然汁于日中煎，手不住搅"。明代《本草纲目》记载"凡使，先以酒浸一宿，至明漉出，晒干，却用黄精自然汁于日中煎之，缓火煮成膏为度"。

②临床上和柏子仁有关的饮片规格有"柏子仁、炒柏子仁和柏子仁霜"，其相关区别如表7-2所示。

表7-2 柏子仁、炒柏子仁和柏子仁霜的比较

炮制规格	性味归经	功能主治	炮制方法
柏子仁	甘，平。归心、肾、大肠经	养心安神，润肠通便，止汗。用于阴血不足，虚烦失眠，心悸怔忡，肠燥便秘，阴虚盗汗	拣净杂质，除去残留的外壳和种皮
炒柏子仁	甘，平。归心、肾、大肠经	炒后可免滑肠致泻，确保养心安神之效	取柏子仁饮片，置热锅内，用文火加热，炒至油黄色，有香气溢出为度，取出，摊开，晾凉
柏子仁霜	甘，平。归心、肾、大肠经	去油制霜后可避免滑肠致泻的副作用，用于心神不宁，失眠健忘而又大便溏泄者	取柏子仁饮片，碾碎成粗粉，用布包严，置笼屉内蒸透，取出蒸透的粗粉，用吸油纸包裹，压榨去油，吸油纸饱和时换纸，换纸时须将柏子仁饼再研再榨，至油净为度，取出研细，过筛

炒柏子仁

【来源】本品为柏子仁的炮制加工品。柏子仁来源于柏科植物侧柏 *Platycladus orientalis*(L.)Franco 的干燥成熟种仁。秋、冬二季采收成熟种子，晒干，除去种皮，收集种仁。

【炮制方法】取柏子仁饮片，置热锅内，用文火加热，炒至油黄色，有香气溢出为度，取出，摊开，晾凉。

加工流程图：

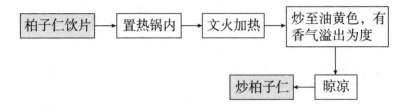

【炮制设备及器具】炒锅、金属筛子、料盘。

【成品性状】炒柏子仁表面油黄色，偶见焦斑，具焦香气。

【炮制作用】炒后可免滑肠致泻，确保养心安神之效。

【性味归经】甘，平。归心、肾、大肠经。

【功能主治】养心安神，润肠通便，止汗。用于阴血不足，虚烦失眠，心悸怔忡，肠燥便秘，阴虚盗汗。

【用法用量】3～10g。

【贮藏】置阴凉干燥处，防热，防蛀。

【附注】

①古方举隅：柏子仁汤

处方：当归（去芦，酒炒）、川芎、茯神（去木）、小草、阿胶（锉，蛤粉炒成珠子）、鹿茸（燎去毛，酒蒸，焙）、柏子仁（炒）各一两，香附子（炒去毛）二两，川续断（酒浸）一两，甘草（炙）半两。

主治：治妇人忧思过度，劳伤心经，崩中下血。

用法用量：每服四钱，用水一盏半，加生姜五片，煎至七片，去滓，空腹时温服。

组方出处：《重订严氏济生方》。

②临床上和柏子仁有关的饮片规格有"柏子仁、炒柏子仁和柏子仁霜"，其相关区别如表7-2所示。

炒陈皮

【来源】本品为陈皮的炮制加工品。陈皮来源于芸香科植物橘 *Citrus reticulata* Blanco 及其栽培变种的干燥成熟果皮。采摘成熟果实，剥取果皮，晒干或低温干燥。

【炮制方法】取净陈皮丝置热锅内，用文火加热，炒至挂火色取出，摊开，晾凉。

加工流程图：

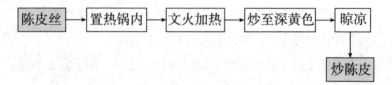

【炮制设备及器具】炒锅、金属筛子、料盘。

【成品性状】形如陈皮丝，外表面颜色加深带火色，内表面黄色，质脆易碎；气香，味辛苦。

【炮制作用】炒后可除去燥烈之性，以理气力胜。

【性味归经】苦、辛，温。归肺、脾经。

【功能主治】理气健脾，燥湿化痰。用于脘腹胀满，食少吐泻，咳嗽痰多。炒陈皮多用于脾胃气滞，胸脘胀满或呕吐。

【用法用量】3～10g。

【贮藏】置阴凉干燥处，防霉，防蛀。

【附注】

①文献记载：《太平惠民和剂局方》："去白，炒令黄色。"

②古方举隅：对金饮子

处方：厚朴去皮姜汁炙，苍术米泔浸一宿、甘草炙各二两，陈皮去白炒令黄半斤。

功能：固元阳，益气，健脾进食，和胃去痰。

用法用量：上为粗末，每服三钱，空心，以水一盏，姜钱二片，如茶法煎取八分，余滓重煎两度服食。

组方出处:《太平惠民和剂局方》。

③临床上和陈皮有关的饮片规格有"陈皮和炒陈皮"，其相关区别如表 7-3 所示。

表 7-3　陈皮和炒陈皮的比较

炮制规格	性味归经	功能主治	炮制方法
陈皮	苦、辛，温。归肺、脾经	理气健脾，燥湿化痰。用于脘腹胀满，食少吐泻，咳嗽痰多	取原药材，除去杂质，喷淋清水，润透，切丝，阴干
炒陈皮	苦、辛，温。归肺、脾经	炒陈皮多用于脾胃气滞，胸脘胀满或呕吐	取净陈皮丝置热锅内，用文火加热，炒至深黄色，取出，摊开，晾凉

菟丝子炒枸杞子

【来源】本品为枸杞子的炮制加工品。枸杞子来源于茄科植物宁夏枸杞 *Lycium barbarum* L. 的干燥成熟果实；夏、秋二季果实呈红色时采收，热风烘干，除去果梗，或晾至皮皱后，晒干，除去果梗。菟丝子为旋花科植物南方菟丝子 *Cuscuta australis* R. Br. 或菟丝子 *Cuscuta chinensis* Lam. 的干燥成熟种子；秋季果实成熟时采收植株，晒干，打下种子，除去杂质。

【炮制方法】取净菟丝子置热锅内，用文火加热，炒至微鼓起，放入净枸杞子，炒至枸杞子饮片颜色加深，筛去菟丝子，取出，摊开，晾凉。

加工流程图：

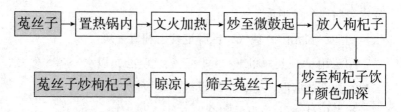

【炮制设备及器具】炒锅、金属筛子、料盘。

【成品性状】枸杞子表面赭红色或暗棕色，质稍坚。

【炮制作用】炒用增加补肝肾作用。

【性味归经】甘，平。归肝、肾经。

【功能主治】滋补肝肾，益精明目。用于虚劳精亏，腰膝酸痛，眩晕耳鸣，阳痿遗精，内热消渴，血虚萎黄，目昏不明。

【用法用量】6～12g。

【贮藏】置阴凉干燥处，防闷热，防潮，防蛀。

【附注】临床上和枸杞子有关的饮片规格有"枸杞子和菟丝子炒枸杞子"，其相关区别如表7-4所示。

表7-4　枸杞子和菟丝子炒枸杞子的比较

炮制规格	性味归经	功能主治	炮制方法
枸杞子	甘，平。归肝、肾经	滋补肝肾，益精明目。用于虚劳精亏，腰膝酸痛，眩晕耳鸣，阳痿遗精，内热消渴，血虚萎黄，目昏不明	簸净杂质，摘去残留的梗和蒂
菟丝子炒枸杞子	甘，平。归肝、肾经	炒用增加补肝、肾作用	取净菟丝子置热锅内，用文火加热，炒至微鼓起，放入净枸杞子，炒至枸杞子饮片颜色加深，筛去菟丝子，取出，摊开，晾凉

炒水红花子

【来源】本品为水红花子的炮制加工品。水红花子来源于蓼科植物红蓼 *Polygonum orientale* L. 的干燥成熟果实。秋季果实成熟时割取果穗，晒干，打下果实，除去杂质。

【炮制方法】取净水红花子置热锅内，用文火加热，炒至爆裂，有香气溢出为度。取出，摊开，晾凉。

加工流程图：

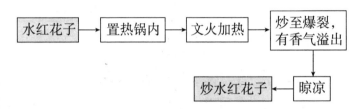

【炮制设备及器具】炒锅、金属筛子、料盘。

【成品性状】形如水红花子，鼓起爆裂，裂面粉白色，有香气。

【炮制作用】缓和药性，增强消食止痛和利湿作用。

【性味归经】咸，微寒。归肝、胃经。

【功能主治】散血消癥，消积止痛，利水消肿。用于癥瘕痞块，瘿瘤，食积不消，胃脘胀痛，水肿腹水。炒制用于食积腹痛，慢性肝炎、肝硬化腹水。

【用法用量】15～30g。外用适量，熬膏敷患处。

【贮藏】置干燥处。

【附注】

①文献记载：宋代《太平圣惠方》有"微炒入药"的记载。

②古方举隅：小儿癖积膏

处方：水红花子（炒）二钱，大黄一钱，朴硝一钱，山栀子一钱，石灰一钱，酒醋鸡蛋大一块。

主治：小儿积聚癖块。

用法用量：上药为膏，青绵布摊贴，再用汤瓶热熨，用手帕勒之。3日后揭起，肉黑如墨，是其效也。

组方出处：《丹溪心法附余》卷二十二。

③临床上和水红花子有关的饮片规格有"水红花子和炒水红花子"，其相关区别如表7-5所示。

表 7-5　水红花子和炒水红花子的比较

炮制规格	性味归经	功能主治	炮制方法
水红花子	咸，微寒。归肝、胃经	散血消癥，消积止痛，利水消肿。用于癥瘕痞块，瘿瘤，食积不消，胃脘胀痛，水肿腹水	取原药材，除去杂质及灰屑
炒水红花子	咸，微寒。归肝、胃经	炒制用于食积腹痛、慢性肝炎、肝硬化腹水	取水红花子饮片置热锅内，用文火加热，炒至爆裂，有香气溢出为度。取出，摊开，晾凉

炒菟丝子

【来源】本品为菟丝子的炮制加工品。菟丝子来源于旋花科植物南方菟丝子 *Cuscuta australis* R. Br. 或菟丝子 *Cuscuta chinensis* Lam. 的干燥成熟种子。秋季果实成熟时采收植株，晒干，打下种子，除去杂质。

【炮制方法】取净菟丝子置热锅内，用文火加热炒至微黄，有爆裂声时，取出，摊开，晾凉。

加工流程图：

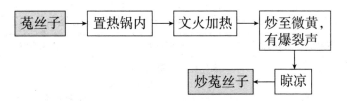

【炮制设备及器具】炒锅、金属筛子、料盘。

【成品性状】形如菟丝子，黄棕色，有裂口，气香，味淡。

【炮制作用】炒后可提高煎出效果。

【性味归经】辛、甘，平。归肝、肾、脾经。

【功能主治】补益肝肾，固精缩尿，安胎，明目，止泻。外用消风祛斑。用于肝肾不足，腰膝酸软，阳痿遗精，遗尿，尿频，肾虚胎漏，胎动不安，目昏耳鸣，脾肾虚泻；治白癜风。

【用法用量】6～12g。外用适量。

【贮藏】置通风干燥处。

【附注】

①文献记载：《本草从新》"菟丝子入煎剂，微炒研破，若入丸，须另研细末"。

②古方举隅：寿胎丸

处方：菟丝子四两（炒熟），桑寄生二两，川续断二两，真阿胶二两。

功能主治：功在补肾，安胎。主治肾虚滑胎，及妊娠下血，胎动不安，胎萎不长者。

用法用量：前三味轧细，水化阿胶为丸，每丸重一分重，每服二十丸，开水送下，日2次。

组方出处：《医学衷中参西录》。

③临床上和菟丝子有关的饮片规格有"菟丝子、炒菟丝子、酒菟丝子、菟丝子饼和盐菟丝子"，其相关区别如表7-6所示。

表7–6　菟丝子、炒菟丝子、酒菟丝子、菟丝子饼和盐菟丝子的比较

炮制规格	性味归经	功能主治	炮制方法
菟丝子	辛、甘、平。归肝、肾、脾经	补益肝肾，固精缩尿，安胎，明目，止泻。外用消风祛斑。用于肝肾不足，腰膝酸软，阳痿遗精，遗尿，尿频，肾虚胎漏，胎动不安，目昏耳鸣，脾肾虚泻；外治白癜风	取原药材，除去杂质，淘净，干燥
炒菟丝子	辛、甘、平。归肝、肾、脾经	炒后可提高煎出效果	取净菟丝子置热锅内，用文火炒至微黄，有爆裂声时，取出，摊开，晾凉
酒菟丝子	辛、甘、平。归肝、肾、脾经	可增强温补脾肾的作用，并能提高煎出效果。用于阳痿，遗精，遗尿，脾虚便溏或泄泻	取菟丝子饮片，置适宜容器内，加入黄酒充分拌匀，闷润，待黄酒吸尽，置热锅内，文火炒至表面微变黄色，微开裂，取出，摊开，晾凉
菟丝子饼	辛、甘、平。归肝、肾、脾经	可增强温补脾肾的作用，并能提高煎出效果。用于阳痿，遗精，遗尿，脾虚便溏或泄泻	取净菟丝子，置适宜容器内，加黄酒拌匀，闷润，至黄酒吸尽（闷8～12小时），再放锅内加适量水煮透至开花。待黏液水分将尽时，速加白面搅拌均匀，取出摊饼，切块，晒干
盐菟丝子	辛、甘、平。归肝、肾、脾经	盐制后不温不寒，平补肝肾，并能增强补肾固涩作用。常用于阳痿，遗精滑泄，胎元不固等	取净菟丝子，置适宜容器内，加盐水拌匀，闷润，待盐水被吸尽后，置热锅内，文火加热，炒至略鼓起，微有爆裂声，并有香气逸出时，取出晾凉

菟丝子饼

【来源】本品为菟丝子的炮制加工品。菟丝子来源于旋花科植物南方菟丝子 *Cuscuta australis* R. Br. 或菟丝子 *Cuscuta chinensis* Lam. 的干燥成熟种子。秋季果实成熟时采收植株，晒干，打下种子，除去杂质。

【炮制方法】取净菟丝子，置适宜容器内，加黄酒拌匀，闷润，至黄酒吸尽（闷8~12小时），再放锅内加适量水煮透至开花。待黏液水分将尽时，速加白面搅拌均匀，取出摊饼，切块，晒干。

每100kg菟丝子，用黄酒15kg，白面10~15kg。

加工流程图：

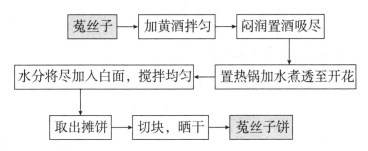

【炮制设备及器具】煮锅，炒锅、料盘等。

【成品性状】本品呈小方块状，表面灰棕色或黄棕色，微有酒气。

【炮制作用】可增强温补脾肾的作用，并能提高煎出效果。

【性味归经】辛、甘，平。归肝、肾、脾经。

【功能主治】补益肝肾，固精缩尿，安胎，明目，止泻。用于肝肾不足，腰膝酸软，阳痿遗精，遗尿，尿频，肾虚胎漏，胎动不安，目昏耳鸣，脾肾虚泻。外用消风祛斑，治疗白癜风。

【用法用量】6 ～ 12g。外用适量。

【贮藏】置阴凉干燥处。

【附注】

①文献记载:《本草从新》"古人因难于磨细,酒浸一宿。煮令吐丝,捣成饼,烘干再研,则末易细"。

②古方举隅:菟丝丸

处方:菟丝子饼二两五钱,石莲仁（去心）六钱,白茯苓一两五钱。

主治:思虑太过,心肾虚损,真元不固,小便白浊,梦寐频泄,尿有余沥。

用法用量:每服二钱,淡盐汤送下。

组方出处:《不知医必要》卷三。

③临床上和菟丝子有关的饮片规格有"菟丝子、炒菟丝子、酒菟丝子、菟丝子饼和盐菟丝子",其相关区别见表7-6所示。

酒菟丝子

【来源】本品为菟丝子的炮制加工品。菟丝子来源于旋花科植物南方菟丝子 *Cuscuta australis* R. Br. 或菟丝子 *Cuscuta chinensis* Lam. 的干燥成熟种子。秋季果实成熟时采收植株,晒干,打下种子,除去杂质。

【炮制方法】取净菟丝子,置适宜容器内,加入黄酒充分拌匀,闷润,待黄酒吸尽,置热锅内,文火炒至表面微变黄色,微开裂,取出,摊开,晾凉。

每100kg菟丝子饮片,用黄酒20kg。

加工流程图:

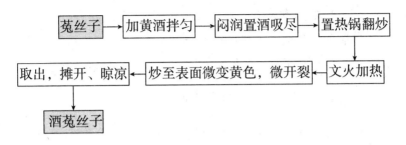

【炮制设备及器具】炒锅、料盘等。

【成品性状】本品形如菟丝子，微带黄色，表面微有裂隙，略具酒气。

【炮制作用】可增强温补脾肾的作用，并有助于煎出有效成分。

【性味归经】辛、甘，平。归肝、肾、脾经。

【功能主治】补益肝肾，固精缩尿，安胎，明目，止泻。用于肝肾不足，腰膝酸软，阳痿遗精，遗尿，尿频，肾虚胎漏，胎动不安，目昏耳鸣，脾肾虚泻。外用消风祛斑，主治白癜风。

【用法用量】6～12g。外用适量。

【贮藏】置阴凉干燥处。

【附注】

①文献记载：补肾气，淡盐水拌炒；暖脾胃，黄精汁煮；暖肌肉，酒拌炒；治泄泻，酒米拌炒。(《得配本草》)

②古方举隅：菟丝丸

处方：菟丝子二两（酒浸一宿，炒干，为末），远志一两（去心，焙干），干山药半两，韭菜籽半两，牛膝半两（去芦头），白茯苓半两，肉苁蓉半两，龙骨半两（火中煅过）。

功能：固元益精。

用法用量：每服二十丸，空心酒、盐汤任下，日3次。

组方出处:《普济方》卷二二二引《卫生家宝方》。

③临床上和菟丝子有关的饮片规格有"菟丝子、炒菟丝子、酒菟丝子、菟丝子饼和盐菟丝子",其相关区别见表7-6。

瓜蒌子霜

【来源】本品为瓜蒌子的炮制加工品。瓜蒌子来源于葫芦科植物栝楼 *Trichosanthes kirilowii* Maxim. 或双边栝楼 *Trichosanthes rosthornii* Harms 的干燥成熟种子。秋季采摘成熟果实,剖开,取出种子,洗净,晒干。

【炮制方法】取净瓜蒌子,去皮取仁,碾碎成粗粉,用布包严后蒸至上气,压榨去油脂,取出瓜蒌子渣饼,研细,过筛。

加工流程图:

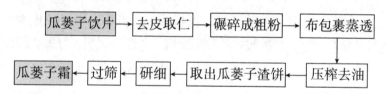

【炮制设备及器具】豆包布、蒸锅、药碾,标准筛、压榨器等。

【成品性状】本品为松散的粉末,黄白色,微显油性,气香,味咸,苦。

【炮制作用】润肺祛痰,滑肠作用显著减弱,且能避免恶心、腹泻。用于肺热咳嗽,咯痰不爽,大便不实的患者。

【性味归经】甘、寒。归肺、胃、大肠经。

【功能主治】润肺化痰,滑肠通便。瓜蒌子霜用于脾虚患者。

【用法用量】5～9g。

【贮藏】密闭，置阴凉干燥处。

【注意】不宜与川乌、制川乌、草乌、制草乌、附子同用。

【附注】临床上和瓜蒌子有关的饮片规格有"瓜蒌子、炒瓜蒌子、蜜瓜蒌子和瓜蒌子霜"，其相关区别如表 7-7 所示。

表 7-7　瓜蒌子、炒瓜蒌子、蜜瓜蒌子和瓜蒌子霜的比较

炮制规格	性味归经	功能主治	炮制方法
瓜蒌子	甘、寒。归肺、胃、大肠经	润肺化痰，滑肠通便。用于痰热咳嗽，痰热结胸，肠燥便秘	取原药材，除去杂质及干瘪的种子，洗净，干燥。用时捣碎
炒瓜蒌子	甘、寒。归肺、胃、大肠经	理肺化痰，用于痰浊咳嗽	取净瓜蒌子，置炒制容器内，文火加热，炒至微鼓起，取出晾凉。用时捣碎
蜜瓜蒌子	甘、寒。归肺、胃、大肠经	润肺止咳	取炼蜜，用适量沸水稀释，淋入净瓜蒌子中，拌匀，闷润 2～4 小时，置热锅内，用文火炒至鼓起，不粘手时，取出，摊开，晾凉
瓜蒌子霜	甘、寒。归肺、胃、大肠经	润肺祛痰，滑肠作用显著减弱，且能避免恶心、腹泻。用于肺热咳嗽，咯痰不爽，大便不实的患者	取净瓜蒌子去皮取仁，碾成泥状，用布包严后蒸至上气，压榨去油脂，碾细过筛

槐角炭

【来源】本品为槐角的炮制加工品。槐角来源于豆科植物槐 *Sophora japonica* L. 的干燥成熟果实。冬季采收，除去杂质，干燥。

【炮制方法】取净槐角，掰开，置热锅中，不断翻炒，武火加热，炒至表面焦黑色，内部深褐色，喷水少许，灭尽火星，

略炒，取出，摊开，晾凉。

加工流程图：

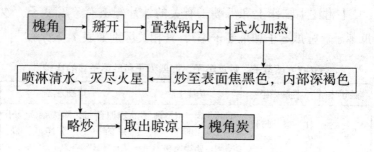

【炮制设备及器具】炒锅、簸箕、金属筛子、料盘等。

【成品性状】槐角鼓起，表面焦黑色，内部深褐色，味苦。

【炮制作用】增强止血之功。

【性味归经】苦，寒。归肝、大肠经。

【功能主治】清热泻火，凉血止血。用于肠热便血，痔肿出血，肝热头痛，眩晕目赤。

【用法用量】6～9g。

【贮藏】置阴凉干燥处。

【附注】

①文献记载：唐代《备急千金要方》提到"烧灰""烧末"（烧）；宋代《圣济总录》"水洗过放干，慢火上麸炒令焦，微似墨黑色"，明代《普济方》提到"慢火麸炒微黄黑"。

②古方举隅：槐角煎

处方：槐角（慢火麸炒黄黑）四两，荆芥穗三两，菊花二两，皂角（去皮弦子，酥炙黄）一两。

功能主治：治风凉血。疗头目眩晕，涕唾稠黏，皮肤瘙痒。

用法用量：上同为细末，炼蜜为丸，每一两做十丸。每服一丸，细嚼。食后茶清送下。

组方出处：《杨氏家藏方》卷二。

③临床上和槐角有关的饮片规格有"蜜槐角和槐角炭"，其相关区别如表7-8所示。

表7-8　蜜槐角和槐角炭的比较

炮制规格	性味归经	功能主治	炮制方法
蜜槐角	苦，寒。归肝、大肠经	清热泻火，凉血	取净槐角，掰开，置热锅中，将槐角炒至鼓起，淋上蜜水，炒至表面黄色，取出，摊开，晾干
槐角炭	苦，寒。归肝、大肠经	清热泻火，凉血止血	取净槐角，掰开，置热锅中，不断翻炒，武火加热，炒至表面焦黑色，内部深褐色，喷水少许，灭尽火星，略炒，取出，摊开，晾凉

焦枳壳

【来源】本品为枳壳的炮制加工品。枳壳来源于芸香科植物酸橙 *Citrus aurantium* L. 及其栽培变种的干燥未成熟果实。7月果皮尚绿时采收，自中部横切为两半，晒干或低温干燥。

【炮制方法】取净枳壳片，置热锅内，用武火炒至焦黄色，喷水清水，灭尽火星，取出，摊开，晾凉。

加工流程图：

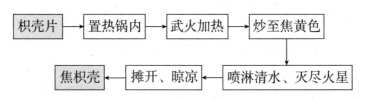

【炮制设备及器具】炒锅、簸箕、料盘、喷壶等。

【成品性状】本品为不规则薄片，表面焦黄色，多有焦黑色斑。

【炮制作用】取其止血宽中之疗效。

【性味归经】苦、辛、酸，微寒。归脾、胃经。

【功能主治】理气宽中，行滞消胀止血。用于胸胁气滞，胀满疼痛，食积不化，痰饮内停，脏器下垂。

【用法用量】3 ～ 10g。

【贮藏】置干燥处。

【附注】

①文献记载：《经效产宝》："炒令焦黄。"

②古方举隅：清热化湿饮

处方：甘菊一钱五分，霜桑叶三钱，广皮一钱五分，云茯苓四钱，泽泻一钱五分，酒连炭八分（研），甘草一钱，焦枳壳一钱五分。

功能主治：清热化湿。治疗上焦湿热。

用法用量：10g。

组方出处：《慈禧光绪医方选义》。

③临床上和枳壳有关的饮片规格有"枳壳、麸炒枳壳和焦枳壳"，其相关区别如表 7-9 所示。

表 7-9　枳壳、麸炒枳壳和焦枳壳的比较

炮制规格	性味归经	功能主治	炮制方法
枳壳	苦、辛、酸，微寒。归脾、胃经	理气宽中，行滞消胀	净制，切薄片
焦枳壳	苦、辛、酸，微寒。归脾、胃经	理气宽中，行滞消胀止血	取净枳壳片，置热锅内，用武火炒至焦黄色，喷水少许，灭尽火星，取出，摊开，晾凉

续表

炮制规格	性味归经	功能主治	炮制方法
麸炒枳壳	苦、辛、酸、微寒。归脾、胃经	缓和辛燥之性	将锅烧热至撒入麦麸即冒烟时，投入枳壳片，不断翻动，炒至淡黄色时取出，筛去麦麸，摊开，晾凉

焦薏苡仁

【来源】本品为薏苡仁的炮制加工品。薏苡仁来源于禾本科植物薏米 *Coix lacryma-jobi* L.var. *ma-yuen*（Roman.）Stapf 的干燥成熟种仁。秋季果实成熟时采割植株，晒干，打下果实，再晒干，除去外壳、黄褐色种皮和杂质，收集种仁。

【炮制方法】取净薏苡仁，置热锅内，用武火炒至焦黄色，喷水少许，炒干，取出，摊开，晾凉。

加工流程图：

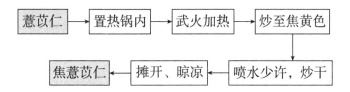

【炮制设备及器具】炒锅、簸箕、料盘、喷壶等。

【成品性状】本品形如薏苡仁，表面焦褐色，具焦香气。

【炮制作用】增强健脾止泻功效。

【性味归经】甘、淡，凉。归脾、胃、肺经。

【功能主治】利水渗湿，健脾止泻，除痹，排脓，解毒散结。用于水肿，脚气，小便不利，脾虚泄泻，湿痹拘挛，肺痈，肠痈，赘疣，癌肿。

【用法用量】9 ～ 30g。

【贮藏】置干燥处。

【附注】临床上和薏苡仁有关的饮片规格有"薏苡仁、炒薏苡仁、焦薏苡仁、麸炒薏苡仁和土炒薏苡仁",其相关区别如表 7-10 所示。

表 7-10　薏苡仁、炒薏苡仁、焦薏苡仁、
麸炒薏苡仁和土炒薏苡仁的比较

炮制规格	性味归经	功能主治	炮制方法
薏苡仁	甘、淡,凉。归脾、胃、肺经	利水渗湿,健脾止泻,除痹,排脓,解毒散结。用于水肿,脚气,小便不利,脾虚泄泻,湿痹拘挛,肺痈,肠痈,赘疣,癌肿	取原药材,拣净杂质及硬壳,簸净糠皮
炒薏苡仁	甘、淡,凉。归脾、胃、肺经	增强健脾止泻作用	取净薏苡仁,置热锅内,用文火加热,炒至表面微黄色,略鼓起,取出,摊开,晾凉
焦薏苡仁	甘、淡,凉。归脾、胃、肺经	增强健脾止泻功效	取薏苡仁饮片,置热锅内,用武火炒至焦黄色,喷水少许,炒干,取出,摊开,晾凉
麸炒薏苡仁	甘、淡,凉。归脾、胃、肺经	健脾渗湿,除痹止泻,清热排脓。用于脾虚泄泻	取麸皮,撒入热锅内,待冒烟时,加入净薏苡仁,迅速翻动,用中火炒至表面黄色,取出,摊开,筛去麸皮,晾凉
土薏苡仁	甘、淡,凉。归脾、胃、肺经	补脾,利水,止泻	取灶心土细粉,用文火炒热,不断翻动,炒至滑利状态时,投入净薏苡仁,拌炒至挂土色时,取出,迅速筛去灶心土细粉,摊开,晾凉

青皮炭

【来源】本品为青皮的炮制加工品。青皮来源于芸香科植物橘 *Citrus reticulata* Blanco 及其栽培变种的干燥幼果或未成熟果实的果皮。5～6 月收集自落的幼果，晒干，习称"个青皮"；7～8 月采收未成熟的果实，在果皮上纵剖成四瓣至基部，除尽瓤瓣，晒干，习称"四花青皮"。

【炮制方法】取净青皮片，置热锅内，不断翻炒，用中火炒至表面黑色、内部褐黄色，喷淋清水少许，灭尽火星，略炒，取出，摊开，晾干。

加工流程图：

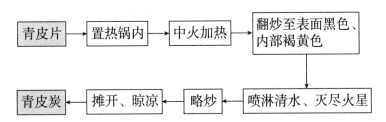

【炮制设备及器具】炒锅、簸箕、金属筛子、料盘、喷壶等。

【成品性状】本品表面黑色，内部褐黄色，形状如青皮片。

【炮制作用】增强其止血之功。

【性味归经】苦、辛，温。归肝、胆、胃经。

【功能主治】疏肝破气，化滞止血。用于胸胁胀痛，疝气疼痛，乳癖，乳痈，食积气滞，脘腹胀痛。

【用法用量】3～10g。

【贮藏】置阴凉干燥处。

【附注】

①文献记载：炒法于唐代《仙授理伤续断秘方》首先提出，

宋代有"慢火炒令变紫黑色"的记载；清代《嵩崖尊生全书》云"醋拌炒黑入血"。

②古方举隅：加减安胎饮

处方：人参、白术（炒），当归、黄芩、藿香、紫苏、乌梅、青皮（炒炭）、红枣、生姜。

主治：子疟。

用法用量：水煎服。

组方出处：《盘珠集胎产症治》卷下。

③临床上和青皮有关的饮片规格有"青皮、醋青皮和青皮炭"，其相关区别如表 7-11 所示。

表 7-11　青皮、醋青皮和青皮炭的比较

炮制规格	性味归经	功能主治	炮制方法
青皮	苦、辛，温。归肝、胆、胃经	疏肝破气，消积化滞	净制。切片
青皮炭	苦、辛，温。归肝、胆、胃经	增强其止血效果	取净青皮片，置热锅内，不断翻炒，用中火炒至表面黑色、内部褐黄色，喷淋清水少许，灭净火星，略炒，取出，摊开，晾干
醋青皮	苦、辛，温。归肝、胆、胃经	可缓和辛烈之性，以免伤伐正气，又可增强疏肝止痛，消积化滞的功效	取净青皮片，用定量醋拌匀，稍闷，至醋被吸尽后，置热锅内，用文火炒至微黄色，取出，摊开，晾凉

千金子霜

【来源】本品为千金子的炮制加工品。千金子来源于大戟科植物续随子 *Euphorbia lathyris* L. 的干燥成熟种子。夏、秋二季果实成熟时采收，除去杂质，干燥。

【炮制方法】取净千金子，去皮取净仁，碾碎成泥状，用布包严，置笼屉内蒸至透，压榨去多余油脂，如此反复操作，压榨至不再粘结成饼，检测含脂肪油 18%～20% 范围时停止压榨，取出，研细，过筛。

加工流程图：

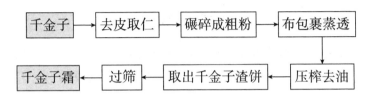

【炮制设备及器具】柳条簸箕方木块或推槽、豆包布、蒸锅、笼屉、压榨器、标准筛等。

【成品性状】本品为均匀、疏松的淡黄色粉末。微显油性，味辛辣。

【炮制作用】减低毒性，作用缓和，增强药效。

【性味归经】辛，温；有毒。归肝、肾、大肠经。

【功能主治】逐水消肿，破血消癥。用于水肿，痰饮，积滞胀满，二便不通，血瘀经闭；外治顽癣，疣赘。

【用法用量】0.5～1g，多入丸散服。外用适量。孕妇及体弱便溏者忌服。

【贮藏】密闭，置阴凉干燥处。

【附注】

古方举隅：紫金锭

处方：山慈菇、京大戟、千金子霜、五倍子、麝香、雄黄粉、朱砂粉。

功能主治：化痰开窍，辟秽解毒，消肿止痛。中暑时疫；

外敷疗疮肿毒，虫咬损伤，无名肿毒，以及痄腮、丹毒、喉风等。

用量用法：口服，一次 0.6 ～ 1.5g，1 日 2 次。外用。醋磨调敷患处。

组方出处：《丹溪心法附余》。

紫苏子霜

【来源】本品为紫苏子的炮制加工品。紫苏子来源于唇形科植物紫苏 *Perilla frutescens*（L.）Britt 的干燥成熟果实。秋季果实成熟时采收，除去杂质，晒干。

【炮制方法】将净紫苏子微炒，碾碎成粗粉，用吸油纸包好，放在榨床内榨去油，吸油纸饱和时换纸，换纸时须将紫苏子饼再研再榨，至油净为度（或用豆包布包裹，至压榨器压榨去油至不再有油脂渗出为止），取出，研细，过筛。

加工流程图：

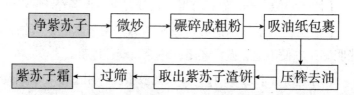

【炮制设备及器具】吸油纸（或豆包布）、压榨器、标准筛等。

【成品性状】本品为灰白色粉状，气微香。

【炮制作用】减少油脂，更具降气之功，但无滑肠之忧。

【性味归经】辛，温。归肺经。

【功能主治】下气开郁，祛痰定喘。咳嗽气喘，痰多胸闷。

【用法用量】3 ～ 6g。

【贮藏】放在石灰缸内，防虫蛀。

【附注】

①古方举隅：化症回生丹

处方组成：人参六两，安南桂二两，两头尖二两，麝香二两，片子姜黄二两，公丁香三两，川椒炭二两，虻虫二两，京三棱二两，蒲黄炭一两，藏红花二两，苏木三两，桃仁三两，苏子霜二两，五灵脂二两，降真香二两，干漆二两，当归尾四两，没药二两，白芍四两，杏仁三两，香附米二两，吴茱萸二两，元胡索二两，水蛭二两，阿魏二两，小茴香炭三两，川芎二两，乳香二两，良姜二两，艾炭二两，益母膏八两，熟地黄四两，鳖甲胶一斤，大黄八两（为细末，以高米醋一斤半熬浓，晒干为末，再加醋熬，如是3次，晒干，末之）。

主治：燥气延入下焦，搏于血分，而成瘕者。瘕结不散不痛，瘕发痛甚；血痹；妇女干血痨证之属实证；疟母左胁痛而寒热者；妇女经前作痛，古谓之痛经者；妇女将欲行经而寒热者；妇女将欲行经，误食生冷腹痛者；妇女经闭；妇女经来紫黑，甚至成块者；腰痛之因于跌仆仆死血者；产后瘀血，少腹痛，拒按者；跌仆昏晕欲死者；金疮棒疮之有瘀滞者。

用法用量：用时温开水和，空心服；瘀甚之证，黄酒下。

组方出处：《温病条辨》卷一。

②临床上和紫苏子有关的饮片规格有"紫苏子、炒紫苏子和紫苏子霜"，其相关区别如表7-12所示。

表7-12　紫苏子、炒紫苏子和紫苏子霜的比较

炮制规格	性味归经	功能主治	炮制方法
紫苏子	辛，温。归肺经	降气消痰，平喘，润肠	取原药材，除去杂质，洗净，晒干

续表

炮制规格	性味归经	功能主治	炮制方法
炒紫苏子	辛，温。归肺经	辛散之性缓和，多用于喘咳	取净紫苏子，置热锅内，用文火炒至有香气或有爆裂声时，取出，摊开，晾凉。用时捣碎
紫苏子霜	辛，温。归肺经	下气开郁，祛痰定喘	将净紫苏子微炒，碾碎成粗粉，用吸油纸包好，放在榨床内榨去油，吸油纸饱和时换纸，换纸时须将紫苏子饼再研再榨，至油净为度（或用豆包布包裹，至压榨器压榨去油至不再有油脂渗出为止），取出，研细，过筛

丝瓜络炭

【来源】本品为丝瓜络的炮制加工品。丝瓜络来源于葫芦科植物丝瓜 *Luffa cylindrica*（L.）Roem. 的干燥成熟果实的维管束。夏、秋二季果实成熟、果皮变黄、内部干枯时采摘，除去外皮和果肉，洗净，晒干，除去种子。

【炮制方法】取净丝瓜络段，置热锅内，上扣一口径略小的锅，上锅压一重物，两锅结合处，用黄土泥封严，取一白纸条贴在上面锅底上，用武火煅至白纸条显焦黄色时，停火。待次日锅凉透后取出。

加工流程图：

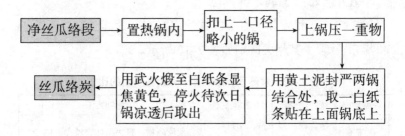

【炮制设备及器具】煅锅、扣锅、黄土泥、金属筛子、料盘等。

【成品性状】形如丝瓜络段。表面黑色，内部黑褐色。

【炮制作用】增强止血的功效，用于便血，血崩，乳肿疼痛。

【性味归经】甘，平。归肺、胃、肝经。

【功能主治】祛风，通络，活血，下乳。用于痹痛拘挛，胸胁胀痛，乳汁不通，乳痈肿痛。

【用法用量】5 ～ 12g。

【贮藏】置通风干燥处，防潮。

【附注】

①文献记载：清代《分类草药性》"火煅存性，冲酒服"。清代《本草从新》"出不快者，烧存性"。

②临床上和丝瓜络有关的饮片规格有"丝瓜络和丝瓜络炭"，其相关区别如表 7-13 所示。

表 7-13　丝瓜络和丝瓜络炭的比较

炮制规格	性味归经	功能主治	炮制方法
丝瓜络	甘，平。归肺、胃、肝经	祛风，通络，活血，下乳。用于痹痛拘挛，胸胁胀痛，乳汁不通，乳痈肿痛	除去外皮和果肉，洗净，晒干，除去种子。压扁，切成段
丝瓜络炭	甘，平。归肺、胃、肝经	制炭用于便血，血崩，乳肿疼痛	取净丝瓜络段，置热锅内，上扣一口径略小的锅，上锅压一重物，两锅结合处，用黄土泥封严，取一白纸条贴在上面锅底上，用武火煅至白纸条显焦黄色时，停火。待次日锅凉透后取出

石榴皮炭

【来源】本品为石榴皮的炮制加工品。石榴皮来源于石榴科植物石榴 *Punica granatum* L. 的干燥果皮。秋季果实成熟后收集果皮，晒干。

【炮制方法】取石榴皮饮片，置热锅内，不断翻炒，用武火炒至表面黑褐色时，喷淋适量清水，灭尽火星，略炒，取出，摊开，晾干。

加工流程图：

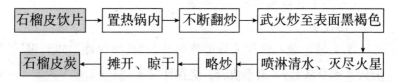

【炮制设备及器具】炒锅、金属筛子、簸箕、喷壶、料盘等。

【成品性状】本品形如石榴皮饮片，表面黑褐色，断面焦黄色。

【炮制作用】增加其止血效果。

【性味归经】酸、涩，温。归大肠经。

【功能主治】涩肠止泻，收敛止血，驱虫。用于久泻，久痢，便血，脱肛，崩漏，带下，虫积腹痛。

【用法用量】3～9g。

【贮藏】置阴凉干燥处。

【附注】

①文献记载：在唐代《备急千金要》中有"烧灰"的记载。到了清代《得配本草》曰"或煎用，或焙用，或烧炭存性用"。

②古方举隅：痢疾丸

处方：鸦片（净）一两，鸦胆三钱五分（剥净肉，去油），人参三钱五分，白石榴皮（烧灰存性）二钱五分，沉香一钱，枯矾五分。

制法：上共研细末和匀，用陈米一两，以荷叶包蒸极熟，去荷叶，用饭捣药为丸，每丸重 2～3cm。

主治：痢疾。

用法用量：如新起者，每服三丸；半月后者，每服一丸；红色，用蜜冲滚水送下；白色者，用洋糖冲开水送下；红白兼有，用蜜、白糖各一钱，冷水一茶匙和匀，滚水冲下。

注意事项：忌鱼腥、茶 7 日；孕妇忌服。

组方出处：《蕙怡堂方》卷一。

③临床上和石榴皮有关的饮片规格有"石榴皮和石榴皮炭"，其相关区别如表 7-14 所示。

表 7-14　石榴皮和石榴皮炭的比较

炮制规格	性味归经	功能主治	炮制方法
石榴皮	酸、涩，温。归大肠经	涩肠止泻，收敛止血，驱虫	净制，切块
石榴皮炭	酸、涩，温。归大肠经	涩肠止泻，收敛止血，驱虫	取石榴皮饮片，置热锅内，不断翻炒，用武火炒至表面黑褐色时，喷淋适量清水，灭尽火星，略炒，出锅，晾干

土白扁豆

【来源】本品为白扁豆的炮制加工品。白扁豆来源于豆科植物扁豆 *Dolichos lablab* L. 的干燥成熟种子。秋、冬二季采收成熟果实，晒干，取出种子，再晒干。

【炮制方法】取灶心土细粉，置热锅内，不断翻动，用中火炒至灵活状态时，投入净白扁豆仁，炒至表面挂土色，取出，迅速筛去灶心土细粉，摊开，晾凉。

每 100kg 白扁豆饮片，用灶心土细粉 20kg。

加工流程图：

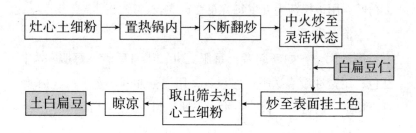

【炮制设备及器具】炒锅、金属筛子、料盘等。

【成品性状】本品形如白扁豆，表面显土色，气微香。

【炮制作用】白扁豆健脾化湿，土炒后增加了健脾止泻的作用，用于治疗脾虚泄泻。

【性味归经】甘，微温。归脾、胃经。

【功能主治】健脾化湿，和中消暑。用于脾胃虚弱，食欲不振，大便溏泻，白带过多，暑湿吐泻，胸闷腹胀。土白扁豆健脾止泻，用于脾虚泄泻。

【用法用量】9～15g。

【贮藏】置干燥处，防蛀。

【附注】

①文献记载：宋代有炒制（《博济方》）、焙制（《苏沈良方》）、蒸制（《普济本事方》）、姜汁略炒（《太平惠民和剂局方》）、火炮（《小儿卫生总微方论》）等炮制方法。元代用煮制、姜汁浸去皮（《世医得效方》），炒熟去壳生姜烂煮（《活幼新书》）等法。明代有微炒黄、姜制、煮烂去皮（《普济方》）等方法。清代有连皮炒（《本草备要》），炒黑（《本经逢原》），同

陈皮炒、醋制（《得配本草》）等法。而近代的炮制方法有土炒、麸炒、砂烫等。

②成方举隅：小儿参术健脾丸

处方：党参 90g，白术（土炒）60g，甘草（蜜炙）30g，茨实（麸炒）60g，白扁豆（土炒）60g，山药（麸炒）60g，莲子肉（土炒）90g，陈皮 45g，山楂（清炒）60g，六神曲（麸炒）60g，麦芽（清炒）60g，茯苓 45g，薏苡仁（土炒）90g。

功能主治：开胃，健脾，止泻。用于小儿脾胃虚弱，消化不良，面黄肌瘦，精神不振。

用法用量：以上十三味，粉碎成细粉，过筛，混匀。每 100g 粉末加红糖 45g 和炼蜜 130 ～ 140g 制成大蜜丸，即得。每丸重 3g。口服，1 次 1 丸，1 日 2 次，3 岁以下小儿酌减。

组方出处：卫生部《药品标准中药成方制剂》（第五册）。

③临床上和白扁豆有关的饮片规格有"白扁豆、炒白扁豆和土白扁豆"，其相关区别如表 7-15 所示。

表 7-15　白扁豆、炒白扁豆和土白扁豆的比较

炮制规格	性味归经	功能主治	炮制方法
白扁豆	甘，微温。归脾、胃经	健脾化湿，和中消暑。用于脾胃虚弱，食欲不振，大便溏泻，白带过多，暑湿吐泻，胸闷腹胀	取原药材，除去杂质
炒白扁豆	甘，微温。归脾、胃经	健脾化湿。用于脾虚泄泻，白带过多	取净白扁豆仁置热锅内，用文火加热，炒至微黄色，有香气溢出，取出晾凉
土白扁豆	甘，微温。归脾、胃经	健脾止泻。用于脾虚泄泻	取灶心土细粉，置热锅内，不断翻动，用中火炒至灵活状态时，投入净白扁豆仁，炒至表面挂土色，取出，迅速筛去灶心土细粉，摊开，晾凉

土薏苡仁

【来源】本品为薏苡仁的炮制加工品。薏苡仁来源于禾本科植物薏米 *Coix lacryma-jobi* L. var. *ma-yuen*（Roman.）Stapf 的干燥成熟种仁。秋季果实成熟时采割植株，晒干，打下果实，再晒干，除去外壳、黄褐色种皮和杂质，收集种仁。

【炮制方法】取灶心土细粉，用中火炒热，不断翻动，炒至滑利状态时，投入净薏苡仁，拌炒至挂土色时，取出，迅速筛去灶心土细粉，摊开，晾凉。

每 100kg 薏苡仁饮片，用灶心土细粉 20kg。

加工流程图：

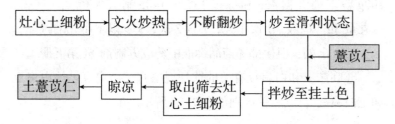

【炮制设备及器具】炒锅、金属筛子、料盘等。

【成品性状】形如薏苡仁，微鼓起，表面挂土色细粉。

【炮制作用】薏苡仁味甘淡，性微寒，为除湿行水之药，生用利湿性强，土炒后改变其寒性，药势和缓，增强了补脾安胃止泻之功。

【性味归经】甘、淡，凉。归脾、胃、肺经。

【功能主治】健脾渗湿，除痹止泻，清热排脓。用于水肿，脚气，小便不利，湿痹拘挛，脾虚泄泻，肺痈，肠痈；扁平疣。土薏苡仁补脾，利水，止泻。

【用法用量】9 ～ 30g。

【贮藏】置通风干燥处，防蛀。

【附注】

①文献记载：清代《本草述》记载了"土炒薏苡仁"。清代《得配本草》"引药下行盐水煮，或用壁土炒"。

②成方举隅：

处方：薏苡仁加东方壁土，炒黄色，入水煮烂，放砂盆内研成膏，每日用无灰酒调服二钱。

主治：治疗寒疝。囊大如斗者亦治。

组方出处：《奇效简便良方》卷一。

③临床上和薏苡仁有关的饮片规格有"薏苡仁、炒薏苡仁、麸炒薏苡仁、土薏苡仁和焦薏苡仁"，其相关区别见表7-10。

煨诃子肉

【来源】本品为诃子的炮制加工品。诃子来源于使君子科植物诃子 *Terminalia chebula* Retz. 或绒毛诃子 *Terminalia chebula* Retz. var. *tomentella* Kurt. 的干燥成熟果实。秋、冬二季果实成熟时采收，除去杂质，晒干。

【炮制方法】

方法一（麦麸煨）：将锅烧热至撒入麦麸即冒烟时，投入麦麸，随即投入诃子肉，缓缓翻动，用文火炒至麦麸呈焦黄色，诃子肉呈深棕色时，取出，筛去麦麸，摊开，晾凉。

每100kg诃子肉，用麦麸30kg。

方法二（面裹煨）：取诃子肉，用面粉加清水以"泛丸法"包裹（或和面压片包裹），晒至半干，投入炒热的滑石粉内，适当翻动，煨至面皮焦黑时，取出，剥去面皮，趁热砸开去皮取肉，出锅，晾凉。

面粉适量，以和面团制适量面片为度。

加工流程图：

方法一：

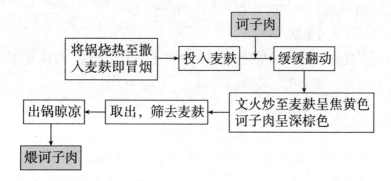

方法二：

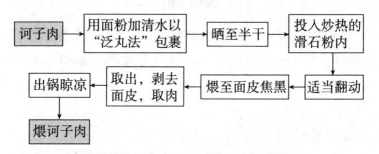

【炮制设备及器具】炒锅、金属筛子、料盘等。

【成品性状】煨诃子肉呈深棕色，味略酸涩，质地松脆。

【炮制作用】煨后涩性增强，增强了涩肠止泻的作用。

【性味归经】苦、酸、涩，平。归肺、大肠经。

【功能主治】涩肠止泻，敛肺止咳，降火利咽。用于久泻久痢，便血脱肛，肺虚喘咳，久嗽不止，咽痛音哑。煨诃子肉增强涩性，善于涩肠止泻。

【用法用量】3 ～ 10g。

【贮藏】置干燥处。

【附注】

①文献记载：明代《普济方》中记载有"麸炒黑色""麸炒"；至清代《成方切用》云"麸裹煨"。

②古方举隅：固肠丸

处方：人参（去芦），苍术（米泔浸一宿），茯苓、木香（不见火），诃子肉（煨），乌梅肉、肉豆蔻（面裹煨），罂粟壳（去蒂瓤）。

主治：久泻不止。

用法用量：上各等分为末，面糊丸如梧桐子大。每服四十丸，米饮下。

组方出处：《证治准绳·女科》卷三。

③临床上和诃子肉有关的饮片规格有"诃子肉、炒诃子肉和煨诃子肉"，其相关区别如表 7-16 所示。

表 7-16　诃子肉、炒诃子肉和煨诃子肉的比较

炮制规格	性味归经	功能主治	炮制方法
诃子肉	苦、酸、涩、平。归肺、大肠经	涩肠敛肺，降火利咽。用于久泻久痢，便血脱肛，肺虚喘咳，久嗽不止，咽痛音哑	取原药材，除去杂质，浸泡 1 ～ 2 小时，取出，闷润 2 ～ 4 小时至软，去核取肉，干燥；若为产地加工品，除去杂质
炒诃子肉	苦、酸、涩、平。归肺、大肠经	增强涩性，善于涩肠止泻	取诃子肉置锅内，用文火加热，炒至深黄色，取出，摊开，晾凉

续表

炮制规格	性味归经	功能主治	炮制方法
煨诃子肉	苦、酸、涩，平。归肺、大肠经	增强涩性，善于涩肠止泻	取诃子肉，用面粉加清水以"泛丸法"包裹（或和面压片包裹），晒至半干，投入炒热的滑石粉内，适当翻动，煨至面皮焦黑时，取出，剥去面皮，趁热砸开去皮取肉，晾凉或用麦麸煨至诃子肉呈深棕色

五味子炭

【来源】本品为五味子的炮制加工品。五味子来源于木兰科植物五味子 *Schisandra chinensis*（Turcz.）Baill. 的干燥成熟果实。习称"北五味子"。秋季果实成熟时采摘，晒干或蒸后晒干，除去果梗和杂质。

【炮制方法】取净五味子，置热锅内，不断翻炒，用中火炒至外部鼓起，呈焦黑色时，喷淋少许清水，灭尽火星，略炒，出锅，摊开，晾凉。

加工流程图：

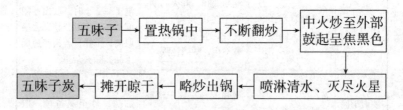

【炮制设备及器具】炒锅、簸箕、料盘、金属筛子、喷壶等。

【成品性状】形如五味子。表面鼓起，呈焦黑色，略有焦烟味。

【炮制作用】增加收敛固涩作用。

【性味归经】酸、甘，温。归肺、心、肾经。

【功能主治】收敛固涩，益气生津，补肾宁心。用于久嗽虚喘，梦遗滑精，遗尿，尿频，久泻不止，自汗盗汗，津伤口渴，内热消渴，心悸失眠。五味子炭用于痰喘。

【用法用量】3 ～ 9g。

【贮藏】置阴凉干燥处。

【附注】

①文献记载：清代《本草新编》曰"炒焦研末……敷疮疡溃破皮肉欲脱者，可保全如故，不至全脱也"。

②古方举隅：定喘养肺丸

处方：木香五十六两，煅石膏四十两，陈皮八十两，苦桔梗三百二十两，麻黄八两，五味子炭一百六十两。

功能主治：润肺，止咳，化痰定喘。主肝经虚弱，咳嗽痰盛，气促作喘，胸不畅，口苦咽干，喉痛咽哑，久嗽失眠。

组方出处：《北京市中成药规范》。

③临床上和五味子有关的饮片规格有"五味子、五味子炭、醋五味子和酒五味子"，其相关区别如表 7-17 所示。

表 7-17　五味子、五味子炭、醋五味子和酒五味子的比较

炮制规格	性味归经	功能主治	炮制方法
五味子	酸、甘、温。归肺、心、肾经	收敛固涩，益气生津，补肾宁心	五味子除去杂质，用时捣碎
五味子炭	酸、甘、温。归肺、心、肾经	增加其止血作用	取净五味子，置热锅内，不断翻炒，用中火炒至外部鼓起，呈焦黑色时，喷淋少许清水，灭尽火星，略炒，出锅，摊开，晾干

续表

炮制规格	性味归经	功能主治	炮制方法
醋五味子	酸、甘，温。归肺、心、肾经	醋制增强酸涩收敛作用，多用于喘咳、遗精、久泻	取净五味子，用醋拌匀，稍闷，置蒸制容器内，蒸至醋被吸尽，药物表面紫黑色时，取出，摊开，干燥
酒五味子	酸、甘，温。归肺、心、肾经	酒制益肾固精，用治肾虚遗精	取净五味子，用黄酒拌匀，稍闷，置蒸制容器内，蒸或炖至酒被吸尽，至药物表面紫黑色时，取出，摊开，干燥

西瓜霜

【来源】西瓜霜为葫芦科西瓜 *Citrullus lanatus*（Thunb.）Matsumu.et Nakai 的成熟新鲜果实与皮硝经加工制成。

【炮制方法】

①西瓜析霜：取新鲜西瓜，沿蒂头切一厚片做顶盖，挖出部分瓜瓤，将皮硝填入瓜内，盖上顶盖，用竹签插牢，用碗或碟托住，悬挂于阴凉通风处，待西瓜表面析出白霜时，随时刮下，直至无白霜析出为止，晾干。

②瓦罐析霜：取新鲜西瓜切碎，放入不带釉的瓦罐内，一层西瓜一层皮硝，至罐容积的 4/5，将口封严，悬挂于阴凉通风处，数日后瓦罐外面析出白色结晶物，随析随收集，至无结晶析出为止。

上述两种制霜方法，均为每 100kg 西瓜，用皮硝 15kg。制得的西瓜霜含硫酸钠 (Na_2SO_4) 不得少于 90.0%。

加工流程图：

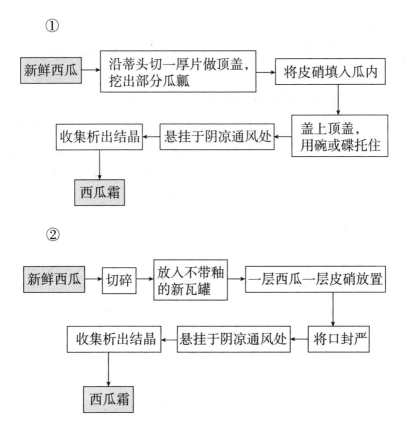

【炮制设备及器具】瓦罐等。

【成品性状】本品为白色结晶性粉末，味咸，有清凉感。

【炮制作用】西瓜霜味咸，性寒。归肺经、胃经。具有清火消肿之功。西瓜能清热解暑，芒硝能清热泻火，两药合制，能起到协同作用，使药物更纯洁，增强清热泻火之功。用于咽喉肿痛，口舌热疮，牙疳，乳蛾喉痹。

【性味归经】咸，寒。归肺、胃、大肠经。

【功能主治】清热泻火，消肿止痛。用于咽喉肿痛，喉痹，口疮。

【用法用量】内服适量。外用适量，研末或吹敷患处。

【贮藏】密闭，置干燥处。

【附注】文献记载：西瓜霜最初见于顾世澄的《疡医大全》，其制法：大西瓜 1 个，朴硝 5kg，萝卜 1.5 ～ 2kg，收得西瓜霜 240 ～ 360g，掺入冰片，用于治疗急性咽峡炎、悬雍垂过长、急性扁桃体炎等症。手工小量生产多用上法，工业生产工艺有所改进，西瓜霜是中医临床喉科常用药。

盐砂仁

【来源】本品为砂仁的炮制加工品。砂仁来源于姜科植物 阳春砂 *Amomum villosum* Lour.、绿壳砂 *Amomum villosum* Lour. var. *xanthioides* T. L. Wu et Senjen 或 海 南 砂 *Amomum longiligulare* T. L. Wu 的干燥成熟果实。夏、秋二季果实成熟时采收，晒干或低温干燥。

【炮制方法】取净砂仁，用盐水拌匀，稍闷，待盐水被吸尽，置热锅内，不断翻炒，用文火加热，炒干，取出，摊开，晾凉。

每 100kg 净砂仁，用食盐 2kg。

加工流程图：

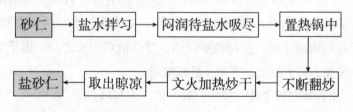

【炮制设备及器具】炒锅、料盘等。

【成品性状】本品形如砂仁，色泽加深，味微咸。

【炮制作用】砂仁性辛温，能化湿开胃，温脾止泻，理气安胎。盐砂仁除了本来疗效之外，以盐水补之可以达下焦并治疗小便频数。

【性味归经】辛，温。归脾、胃、肾经。

【功能主治】化湿开胃，温脾止泻，理气安胎。用于湿浊中阻，脘痞不饥，脾胃虚寒，呕吐泄泻，妊娠恶阻，胎动不安。盐砂仁：安胎化酒食，治小便频数。

【用法用量】3～6g，后下。

【贮藏】置阴凉干燥处。

【附注】

①文献记载：清代《得配本草》记载"安胎带壳炒熟，研用。阴虚者宜盐水浸透，炒黑用。理肾气，熟地汁拌蒸用。痰膈胀满，萝卜汁浸透，焙燥用"。

②古方举隅：救急定中丸

处方：紫苏叶（生，晒）一两五钱，木香（生，晒）一两，制香附（炒）二两，藿香（生，晒）二两，槟榔（炒）一两，紫厚朴（姜汁炒）一两，江枳壳（麸炒）一两五钱，山楂炭三两，焦麦芽三两，砂仁（盐水炒）八钱，吴茱萸（泡淡）四钱，宣木瓜（炒焦）二两，青皮（醋炒）八钱，乌药（生，晒）一两，白胡椒十粒，泽泻（盐水炒）一两五钱，法半夏一两五钱，陈皮（炒）一两，生甘草（晒）三钱，川连（浓生姜汁炒）一两。

主治：吐泻腹痛，转筋。

用法用量：上为细末，用灶心土四两，大腹皮三两（洗净），煎浓汤泛丸，如椒子大。每服三钱，重者二服，滚汤送下。

组方出处:《经验汇抄良方》。

③临床上和砂仁有关的饮片规格有"砂仁和盐砂仁",其相关区别如表 7-18 所示。

表 7-18　砂仁和盐砂仁的比较

炮制规格	性味归经	功能主治	炮制方法
砂仁	辛，温。归脾、胃、肾经	化湿开胃，温脾止泻，理气安胎。用于湿浊中阻，脘痞不饥，脾胃虚寒，呕吐泄泻，妊娠恶阻，胎动不安	取原药材，除去杂质及果壳
盐砂仁	辛，温。归脾、胃、肾经	安胎化酒食，治小便频数	取净砂仁，用盐水拌匀，稍闷，待盐水被吸尽，置热锅内，不断翻炒，用文火加热，炒干，取出，摊开，晾凉

第八章 全草类

鳖血青蒿

【来源】本品为青蒿的炮制加工品。青蒿来源于菊科植物黄花蒿 *Artemisia annua* L. 的干燥地上部分。秋季花盛开时采割，除去老茎，阴干。

【炮制方法】先将活鳖杀死取血，适量温水搅匀，取青蒿段置容器内，与鳖血拌匀，闷润 1～2 小时，置热锅内，文火不断翻炒，炒干、颜色稍加深，取出，摊开，晾干。

每 100kg 青蒿段，用活鳖 12.5kg。

加工流程图：

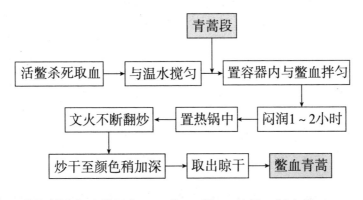

【炮制设备及器具】刀、盆、暖瓶、炒锅、料盘等。

【成品性状】形如青蒿段，挂火色。气微特异，味微苦。

【炮制作用】用鳖血炒取其养阴除蒸之力。

【性味归经】苦、辛，寒。归肝、胆经。

【功能主治】清虚热，除骨蒸，解暑热，截疟，退黄。用于邪伤阴，夜热早凉，阴虚发热，骨蒸劳热，暑邪发热，疟疾寒热，热黄疸。鳖血青蒿以助养阴除蒸之力。

【用法用量】6～12g，后下。

【贮藏】置阴凉干燥处。

【附注】

临床上和青蒿有关的饮片规格有"青蒿和鳖血青蒿"，其相关区别如表 8-1 所示。

表 8-1　青蒿和鳖血青蒿的比较

炮制规格	性味归经	功能主治	炮制方法
青蒿	苦、辛，寒。归肝、胆经。	清虚热，除骨蒸，解暑热，截疟，退黄。用于邪气伤阴，夜早凉，阴虚发热，骨蒸劳热，暑邪发热，疟疾寒热，湿热黄疸	除去杂质，喷淋清水，稍润，切段，干燥
鳖血青蒿	苦、辛，寒。归肝、胆经。	助养阴除蒸之力	先将活鳖杀死取血，适量温水搅匀，取青蒿段置容器内，与鳖血拌匀，闷润 1～2 小时，置热锅内，文火不断翻炒，炒干，颜色稍加深，取出，摊开，晾干

炒荆芥

【来源】本品为荆芥的炮制加工品。荆芥来源于唇形科植物荆芥 *Schizonepeta tenuifolia* Briq. 的干燥地上部分。夏、秋二季花开到顶、穗绿时采割，除去杂质，晒干。

【炮制方法】取荆芥段，置热锅内，不断翻炒，用文火加热，炒至微黄色，取出，摊开，晾凉。

加工流程图：

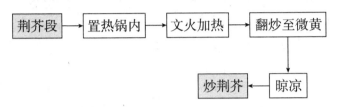

【炮制设备及器具】金属筛子、炒锅、料盘等。

【成品性状】形如荆芥段，表面黄色，略有焦斑，气味稍弱，微具焦香气。

【炮制作用】同荆芥，辛散之性减弱。

【性味归经】辛，微温。归肺、肝经。

【功能主治】解表散风，透疹，消疮。用于感冒，头痛，麻疹，风疹，疮疡初起。炒荆芥用于妇人产后血晕。

【用法用量】5～10g。

【贮藏】置阴凉干燥处。

【附注】

①古方举隅：凉膈散

处方：茯苓五钱，薏仁五钱，玄参五钱，甘草一钱，升麻一钱，炒荆芥一钱，甘菊三钱，麦冬三钱，天花粉两钱。

主治：肌肉热板生风，体上如鼠走，唇口反裂，久则缩入，遍身皮毛尽发红黑。

用法用量：水煎服。

组方出处：《辨证录》卷二。

②临床上和荆芥有关的饮片规格"荆芥、炒荆芥和荆芥炭",其相关区别如表 8-2 所示。

表 8-2　荆芥、炒荆芥和荆芥炭的比较

炮制规格	性味归经	功能主治	炮制方法
荆芥	辛,微温。归肺、肝经	解表散风,透疹,消疮。用于感冒,头痛,麻疹,风疹,疮疡初起	除去杂质,喷淋少量清水,洗净,润透,切段,干燥
炒荆芥	辛,微温。归肺、肝经	具有祛风理血的作用。炒荆芥用于妇人产后血晕	取荆芥段,置热锅内,不断翻炒,用文火加热,炒至微黄色,取出,摊开,晾凉
荆芥炭	辛,微温。归肺、肝经	有入血分而止血的作用,可用于便血、崩漏等症	取切段的荆芥置锅内,用武火炒至焦黑色,存性,喷少量清水,取出,摊开,晾干

炒荆芥穗

【来源】本品为荆芥穗的炮制加工品。荆芥穗来源于唇形科植物荆芥 *Schizonepeta tenuifolia* Briq. 的干燥花穗。夏、秋二季花开到顶、穗绿时采摘,除去杂质,晒干。

【炮制方法】取净荆芥穗段,置热锅不断翻炒,用中火加热,炒至微黄或黄色,取出,摊开,晾凉。

加工流程图:

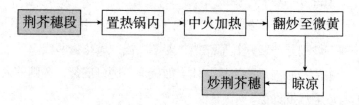

【炮制设备及器具】金属筛子、料盘、炒锅等。

【成品性状】炒荆芥穗形如荆芥穗或段,表面黄色,略有焦斑，气味稍弱，微具焦香气。

【炮制作用】减弱发散之性，平和药性。

【性味归经】辛，微温。归肺、肝经。

【功能主治】解表散风，透疹，消疮。用于感冒，头痛，麻疹，风疹，疮疡初起。

【用法用量】5～10g。

【贮藏】置阴凉干燥处。

【附注】

①文献记载：《本草易读》"炒用。反驴肉、无鳞鱼"。

②古方举隅：清血丸

处方：槐花（炒）、荆芥穗（炒）、侧柏叶（炒）各半钱，黄连枳壳（原书中无用量）。

主治：治痢下鲜血。

用法用量：上药研末，醋糊为丸，陈米汤送下。

组方出处：《幼科指南新法》卷上。

③临床上和荆芥穗有关的饮片规格有"荆芥穗、炒荆芥穗和芥穗炭"，其相关区别如表8-3所示。

表8-3　荆芥穗、炒荆芥穗和芥穗炭的比较

炮制规格	性味归经	功能主治	炮制方法
荆芥穗	辛，微温。归肺、肝经	解表散风，透疹，消疮。用于感冒，头痛，麻疹，风疹，疮疡初起	除去杂质，喷淋清水，洗净，润透，切段，干燥
炒荆芥穗	辛，微温。归肺、肝经	具有祛风理血的作用	取荆芥穗（或段），置热锅不断翻炒，用中火加热，炒至微黄或黄色，取出，摊开，晾凉

续表

炮制规格	性味归经	功能主治	炮制方法
芥穗炭	辛，微温。归肺、肝经。	有入血分而止血的作用，可用于便血、崩漏等症	取切段的荆芥穗或段，置热锅内，用武火炒至焦黑色，存性，少喷清水，取出，摊开，晾干

炒卷柏

【来源】本品为卷柏的炮制加工品。卷柏来源于卷柏科植物卷柏 *Selaginella tamariscina*（Beauv.）Spring 或垫状卷柏 *Selaginella pulvinata*（Hook. et Grev.）Maxim. 的干燥全草。全年均可采收，除去须根和泥沙，晒干。

【炮制方法】取净卷柏段，置热锅内，不断翻炒，用中火加热炒至外表微黄色，取出，摊开，晾凉。

加工流程图：

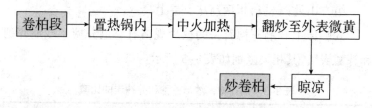

【炮制设备及器具】金属筛子、炒锅、料盘等。

【成品性状】形如卷柏，外表微黄色。

【炮制作用】炒用具有止血作用。

【性味归经】辛，平。归肝、心经。

【功能主治】活血通经。用于经闭痛经，癥瘕痞块，跌仆损伤。卷柏炭化瘀止血。用于吐血，崩漏，便血脱肛。炒用具有止血作用。

【用法用量】5 ～ 10g。

【贮藏】置干燥处。

【附注】

①文献记载:《本草求真》"卷柏，其治有分生熟。生则微寒，力能破血通经，故治癥瘕淋结等症；炙则辛温，能以止血，故治脱肛等症，性与侧柏叶悬殊，治亦稍异，不可不辨"。

②古方举隅：补益紫金丸

处方：青蒿二两，柴胡（去苗）二两，芍药一两，五加皮一两，续断一两，石斛（去根）一两，黄芪一两，羌活（去芦头）一两，以上锉，以无灰酒二升，童便二升浸，置日中晒三日，逐日转动，日足漉出焙干，捣罗为末，其浸药之酒，留熬后药：当归（切，焙）一两，牛膝（酒浸，切，焙）一两，桃仁（去皮尖，麸炒）一两半，肉苁蓉（酒浸，切，焙）一两半，地黄汁三升，以上五味，除地黄汁外，捣罗为末，同地黄汁并入前浸药酒内，慢火熬，时时搅转，令膏凝，即住火。芎䓖一两，人参一两，白茯苓（去黑皮）一两，桂（去粗皮）一两，附子（炮裂，去皮脐）一两，蛇床子（炒）一两，卷柏（去根土，炒）一两，蜀椒（去目并闭口炒去汗）一两，厚朴（去粗皮，姜汁浸炙）一两，木香一两，荜澄茄一两。

功能主治：除百病，肌肤充实，颜色红润，进饮食，壮筋骨，暖血海，黑髭发。主形气衰惫，积气上攻，心膈不利，身体羸瘦，饮食无味；妇人屡经产育，血海冷惫，腰腹气痛。

用法用量：上为末，并入药膏，同前八味拌和令匀，干不可丸，即添炼蜜，为丸如梧桐子大。每日三十丸，空心、日午温酒送下。

组方出处:《圣济总录》卷一八五。

③临床上和卷柏有关的饮片规格有"卷柏、炒卷柏和卷柏炭",其相关区别如表8-4所示。

表8-4 卷柏、炒卷柏和卷柏炭的比较

炮制规格	性味归经	功能主治	炮制方法
卷柏	辛,平。归肝、心经	活血通经。用于经闭痛经,癥瘕痞块,跌仆损伤	除去残留须根及杂质,洗净,切段,晒干
炒卷柏	辛,平。归肝、心经	炒用具有止血作用	取净卷柏段,置热锅内,不断翻炒,用中火加热炒至外表微黄色,取出,摊开,晾凉
卷柏炭	辛,平。归肝、心经	用治吐血,便血,尿血,脱肛	取洁净的卷柏,置锅内用武火炒至外表现焦黑色,内呈焦黄褐色,喷淋少许清水,取出,摊开,晒干

灯心草炭

【来源】本品为灯心草的炮制加工品。灯心草来源于灯心草科植物灯心草 *Juncus effusus* L. 的干燥茎髓。夏末至秋季割取茎,晒干,取出茎髓,理直,扎成小把。

【炮制方法】取灯心草,扎成小把,置煅锅内,上扣一口径较小的锅,接合处用盐泥封固,在盖锅上压一重物,并贴一条白纸或放数粒大米,以武火加热,煅至纸条或大米呈焦黄色时停火,待锅凉透后,取出。

加工流程图:

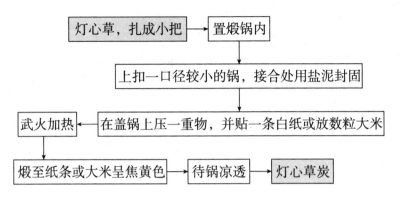

【炮制设备及器具】煅锅、金属筛子、盐泥、白纸、大米，料盘等。

【成品性状】形如灯心草段，呈炭黑色，质轻松，易碎、无臭，无味。

【炮制作用】外用治咽痹，乳蛾，阴疳。

【性味归经】甘、淡，微寒。归心、肺、小肠经。

【功能主治】清心火，利小便。用于心烦失眠，尿少涩痛，口舌生疮。

【用法用量】1～3g。入丸、散用。外用取炭研末撒或吹喉。

【贮藏】置干燥处。

【附注】

①文献记载:《证类本草》"治小儿夜啼。用灯心烧灰，涂乳上与吃"。

②古方举隅：狗咬方

处方：五倍子、灯心草。

主治：治金疮并治狗咬。

用法用量：各烧灰存性，等分为末敷之。

组方出处:《丹溪治法心要》卷六。

③临床上和灯心草有关的饮片规格有"灯心草、灯心草炭、朱灯心草和青黛拌灯心草"，其相关区别如表 8-5 所示。

表 8-5　灯心草、灯心草炭、朱灯心草和青黛拌灯心草的比较

炮制规格	性味归经	功能主治	炮制方法
灯心草	甘、淡，微寒。归心、肺、小肠经	降心火，利小便	取灯心草，除去杂质，扎成小把，剪成 4～6cm 段
灯心草炭	甘、淡，微寒。归心、肺、小肠经	灯心草炭外用治咽痹，乳蛾，阴疳	取灯心草，扎成小把，置煅锅内，上扣一口径较小的锅，接合处用盐泥封固，在盖锅上压一重物，并贴一条白纸或放数粒大米，以武火加热，煅至纸条或大米呈焦黄色时停火，待锅凉透后，取出
朱灯心草	甘、淡，微寒。归心、肺、小肠经	降心火，利小便	取净灯心草段，置盆内，喷淋清水少许，拌匀、稍润，其上均匀撒布朱砂细粉，反复翻动，至表面挂匀朱砂细粉，晾干
青黛拌灯心草	甘、淡，微寒。归心、肺、小肠经	降心火，利小便	取净灯心草段，置盆内，喷淋清水少许，拌均、稍润，其上均匀撒布青黛细粉，反复翻动，至表面挂匀青黛细粉，晾干

青黛灯心草

【来源】本品为灯心草的炮制加工品。灯心草来源于灯心草科植物灯心草 *Juncus effusus* L. 的干燥茎髓。夏末至秋季割取茎，晒干，取出茎髓，理直，扎成小把。青黛为爵床科植物马蓝 *Baphicacanthus cusia*（Nees）Bremek.、蓼科植物蓼蓝 *Polygonum tinctorium* Ait. 或十字花科植物菘蓝 *Isatis indigotica*

Fort. 的叶或茎叶经加工制得的干燥粉末、团块或颗粒。

【炮制方法】取净灯心草段，置盆或适宜容器内，喷淋清水少许，拌匀、稍润（0.5～1小时），后其上均匀撒布青黛细粉，反复翻动，至表面挂匀青黛细粉，取出，摊开，晾干。

每10kg灯心草段，用青黛细粉1.5kg。

加工流程图：

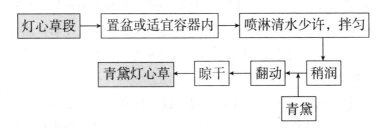

【炮制设备及器具】盆、水壶、料盘等。

【成品性状】灯心草为细圆形的段，长4～6cm，直径0.1～0.3cm，表面白色或淡黄白色，有细纵纹。体轻，质软略有弹性，易拉断，切断面白色。无臭，无味。青黛拌灯心草形同灯心草，全体被青黛细粉，表面蓝色。

【炮制作用】青黛拌灯心草兼有清泄肝火作用。

【性味归经】甘、淡，微寒。归心、肺、小肠经。

【功能主治】降心火，利小便。

【用量与用法】1～3g。

【贮藏】置干燥处。

【附注】

①文献记载：宋代有烧炭（《证类本草》）炮制法。明代有浆研粉碎法（《本草纲目》）。清代增加了焖罐煅炭法（《本草述钩元》）、朱砂染制法（《温热经纬》）。

②临床上和灯心草有关的饮片规格有"灯心草、灯心草炭、朱灯心草和青黛拌灯心草",其相关区别见表8-5。

朱灯心草

【来源】本品为灯心草的炮制加工品。灯心草来源于灯心草科植物灯心草 *Juncus effusus* L. 的干燥茎髓;夏末至秋季割取茎,晒干,取出茎髓,理直,扎成小把。朱砂为硫化物类矿物辰砂族辰砂,主含硫化汞(HgS);采挖后,选取纯净者,用磁铁吸净含铁的杂质,再用水淘去杂石和泥沙;再经水飞后晾干或40℃以下干燥而得的细粉。

【炮制方法】取净灯心草段,置适宜容器内,喷淋清水少许,拌匀、稍润(0.5～1小时)后其上均匀撒布朱砂细粉,反复翻动。至表面挂匀朱砂细粉,取出,摊开,晾干。

每100kg灯心草段,用朱砂细粉6kg。

加工流程图:

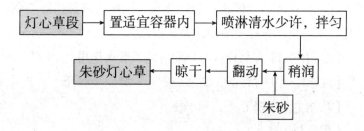

【炮制设备及器具】不锈钢盆、水壶、金属筛子、料盘等。

【成品性状】本品为细圆柱形的段。表面被朱砂细粉,有细纵纹。体轻,质软,略有弹性,易拉断,断面白色。气微,味淡。

【炮制作用】在灯心草清心火的基础上增强安神作用。

【性味归经】甘、淡，微寒。归心、肺、小肠经。

【功能主治】清心火，利小便。用于心烦失眠，尿少涩痛，口舌生疮。朱灯心草清心安神，用于心神不安，小便不利。

【用法用量】1 ～ 3g。

【贮藏】置干燥处。

【附注】

①文献记载：清代《温热经纬》"朱砂染灯心"，《本草害利》"入药宜用生干剥取生草，宁心辰砂拌用，入丸散以粳粉浆染过晒干研末，入水澄之，浮者是灯心"。

②古方举隅：石龙丹

处方：太阴元精石、龙胆草、川柏、知母（盐水炒）、元参、川贝母、丹皮、金银花、淡竹叶、朱灯心、冬瓜子、生薏米。

主治：治阴火上炽，形寒里热，大便坚结，咽嗌微痛。

用法用量：各研细末，吹之，煎服亦可。唯元精石有商酌。分量随症定。

组方出处:《重订囊秘喉书》。

③临床上和灯心草有关的饮片规格有"灯心草、灯心草炭、朱灯心草和青黛拌灯心草"，其相关区别见表8-5。

第九章 叶类

醋艾炭

【来源】本品为艾叶的炮制加工品。艾叶来源于菊科植物艾 *Artemisia argyi* Lévl. et Vant. 的干燥叶。夏季花未开时采摘，除去杂质，晒干。

【炮制方法】取净艾叶，置热锅内，不断翻炒，用中至武火炒至表面焦褐色，喷淋米醋，炒干，取出，摊开，晾凉。

每100kg净艾叶，用米醋15kg。

加工流程图：

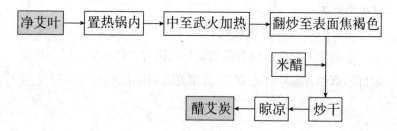

【炮制设备及器具】装盛醋液的桶或盆，喷壶，金属筛子、料盘等。

【成品性状】本品为不规则的碎片。表面焦褐色，有细条状叶柄。有醋酸气。

【炮制作用】增加止血功效。

【性味归经】辛、苦，温；有小毒。归肝、脾、肾经。

【功能主治】散寒止痛，温经止血。用于少腹冷痛，经寒不调，宫冷不孕，吐血，衄血，崩漏经多，妊娠下血。

【用法用量】3 ～ 9g。

【贮藏】置阴凉干燥处。

【附注】

①文献记载：宋代《圣济总录》有"醋煮一时辰焙""烧黑灰""用米醋洒湿，压一宿，以文武火焙干为末"的记载。之后金元时期《活幼心书》中有"醋浸七日，于净锅内用火煮令醋尽，炒干研为末"的记载，《丹溪心法》中有"醋拌，炙焦"的记载。

②古方举隅：敛带固真丸

处方：制香附八两，醋艾四两，白药三两，赤石脂二两，鹿角霜二两，牡蛎粉二两，椿皮二两，黄柏二两，龙骨一两。

功能主治：调补而兼收涩。主郁怒伤于肝，劳倦伤于脾气，带下或赤或白，或赤白不分，或呈黄色，淋漓不净，腥秽败浊，旦夕不止，久则头目虚眩，乍寒乍热，骨蒸烦嗽，肢体倦怠，肌黄形瘦，腰膝痿痹，步履艰难。

用法用量：每服三四钱，早空心米汤送下。

组方出处：《活人方》卷七。

③临床上和艾叶有关的饮片规格有"艾叶和醋艾炭"，其相关区别如表9-1所示。

表 9–1　艾叶和醋艾炭的比较

炮制规格	性味归经	功能主治	炮制方法
艾叶	辛、苦，温；有小毒。归肝、脾、肾经	散寒止痛，温经	净制
醋艾炭	辛、苦，温；有小毒。归肝、脾、肾经	散寒止痛，温经止血	取净艾叶，置热锅内，不断翻炒，用中火至武火炒至表面焦褐色，喷淋米醋，炒干，取出，摊开，晾凉

酒荷叶

【来源】本品为荷叶的炮制加工品。荷叶来源于睡莲科植物莲 *Nelumbo nucifera* Gaertn. 的干燥叶。夏、秋二季采收，晒至七八成干时，除去叶柄，折成半圆形或折扇形，干燥。

【炮制方法】取净荷叶丝，置热锅内，不断翻动，文火加热，炒到焦褐色，然后喷以适量的黄酒随即出锅。

加工流程图：

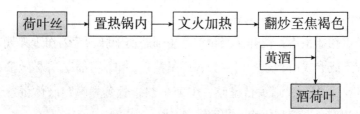

【炮制设备及器具】炒锅、金属筛子、料盘等。

【成品性状】酒荷叶表面呈焦黑色，微有酒气，味微苦涩。

【炮制作用】酒炒可增加散瘀止血（去恶血留好血）作用，主治吐血，咯血，溺血。

【性味归经】苦，平。归肝、脾、胃经。

【功能主治】清暑化湿，升发清阳，凉血止血。用于暑热烦渴，暑湿泄泻，脾虚泄泻，血热吐衄，便血崩漏。

【用法用量】3～10g。

【贮藏】置阴凉干燥处，防蛀。

【附注】

①文献记载："以火干荷叶五斤，烧令烟尽，细研"（《圣惠方》），"炒香，为末"（《本草纲目》）。

②古方举隅：干荷叶散

处方：干荷叶三两（炒），刘寄奴三两，桃仁泥三两，生蒲黄三两。

主治：恶露不下，脉滞者。

用法用量：上为散。每服三钱，童便煎，去滓温服。

组方出处：《医略六书》卷三十。

③临床上和荷叶有关的饮片规格"荷叶、炒荷叶和荷叶炭"，其相关区别如表9-2所示。

表9-2 荷叶、炒荷叶和荷叶炭的比较

炮制规格	性味归经	功能主治	炮制方法
荷叶	苦，平。归肝、脾、胃经	清暑化湿，升发清阳，凉血止血。用于暑热烦渴，暑湿泄泻，脾虚泄泻，血热吐衄，便血崩漏	喷水，稍润，切丝，干燥
酒荷叶	苦，平。归肝、脾、胃经	增加散瘀止血（去恶血留好血）作用，主治吐血，咯血，溺血	取净荷叶丝，置热锅内，不断翻动，文火加热，炒到焦褐色，然后喷以适量的黄酒随即出锅
荷叶炭	苦，平。归肝、脾、胃经	荷叶炭收涩化瘀止血。用于多种出血证及产后血晕	取净荷叶，放煅锅内装满，上面覆盖一锅，两锅结合处用黄泥封闭，上面锅底贴白纸，用火煅至白纸显焦黄色为止，待凉取出

蜜桑叶

【来源】本品为桑叶的炮制加工品。桑叶来源于桑科植物桑 Morus alba L. 的干燥叶。初霜后采收，除去杂质，晒干。

【炮制方法】取净桑叶，置适宜容器内，加入蜜水（炼蜜加沸水）充分拌匀，闷润 1～2 小时，置热锅内，不断翻炒，用文火炒至微黄色至深黄色，不粘手时，取出，摊开，晾凉。

每 100kg 净桑叶，用炼蜜 25kg。

加工流程图：

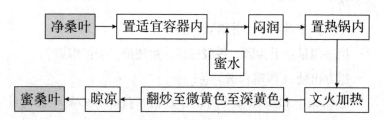

【炮制设备及器具】蜜水桶或盆、炒锅、金属筛子、料盘等。

【成品性状】呈卷缩破碎状，形如桑叶。蜜炙后表面暗黄色，多有光泽，略带黏性。

【炮制作用】蜜炙后清肺润燥作用增强，多用于肺热燥咳。

【性味归经】甘、苦、寒，归肺、肝经。

【功能主治】祛风清热，凉血明目，散温解毒。用于治疗伤风感冒，咳嗽痰涎，头痛身热，血热目赤等症。

【用法用量】5～9g。

【贮藏】密闭置阴凉干燥处。

【附注】

①文献记载：明代《证治准绳》有"蜜炙"记载，到了清

代《本经逢原》中有"蜜水拌蒸"的记载。

②古方举隅：千金定喘汤

处方：麻黄二钱，桑白皮（蜜制）三钱，杏仁一钱五分，苏子二钱，白果二十一个（炒），款冬花三钱，黄芩一钱五分（炒），半夏（甘草水泡）、甘草各一钱。

上锉。白水煎。食远服。

组方出处：《扶寿精方》（《寿世保元》卷三）。

③临床上桑叶有关的饮片规格有"桑叶和蜜桑叶"，其相关区别如表9-3所示。

表9-3　桑叶和蜜桑叶的比较

炮制规格	性味归经	功能主治	炮制方法
桑叶	甘、苦、寒，归肺，肝经	用于治疗伤风感冒，咳嗽痰涎，头痛身热，血热目赤等症	取原药材，除去杂质，搓碎，去柄，筛去灰屑
蜜桑叶	甘、苦、寒，归肺，肝经	用于治疗伤风感冒，咳嗽痰涎，头痛身热，血热目赤等症。兼有祛风清热，凉血明目，散温解毒	取净桑叶，置适宜容器内，加入蜜水（炼蜜加沸水）充分拌匀，闷润1～2小时，置热锅内，不断翻炒，用文火炒至微黄色至深黄色，不粘手时，取出，摊开，晾凉

第十章　花类

炒金银花

【来源】本品为金银花的炮制加工品。金银花来源于忍冬科植物忍冬 *Lonicera japonica* Thunb. 的干燥花蕾或带初开的花。夏初花开放前采收，干燥。

【炮制方法】取净金银花，置热锅内，不断翻炒，用中火炒至深黄色时，取出，摊开，晾凉，筛去灰屑。

加工流程图：

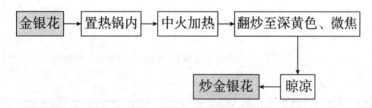

【炮制设备及器具】炒锅、簸箕、金属筛子、料盘等。

【成品性状】本品形如金银花。表面暗黄色至淡棕黄色，有的具焦斑，略带焦香气。

【炮制作用】炒后其性寒偏平，清热解毒善走中焦和气分。多用于温病中期的治疗用药。

【性味归经】甘，寒。归肺、心、胃经。

【功能主治】清热解毒，疏散风热。用于痈肿疔疮，喉痹，丹毒，热毒血痢，风热感冒，温病发热。炒金银花可治清痢、水泻。

【用法用量】6～15g。

【贮藏】置阴凉干燥处，防潮，防蛀。

【附注】

①古方举隅：银花散

处方：金银花（微炒，研末）。

主治：稀痘。

用法用量：上用白糖调，不住服。

组方出处：《仙拈集》卷三。

②临床上和金银花有关的饮片规格有"金银花、炒金银花和金银花炭"，其相关区别如表10-1所示。

表10-1　金银花、炒金银花和金银花炭的比较

炮制规格	性味归经	功能主治	炮制方法
金银花	甘，寒。归肺、心、胃经	清热解毒，疏散风热。用于痈肿疔疮，喉痹，丹毒，热毒血痢，风热感冒，温病发热	筛去灰屑，拣净杂质
炒金银花	甘，寒。归肺、心、胃经	炒后治清痢、水泻	取净金银花，置热锅内，不断翻炒，用中火炒至深黄色时，取出，摊开，晾凉，筛去灰屑
金银花炭	甘，寒。归肺、心、胃经	治血痢便血	取净金银花，置热锅内，不断翻动，用武火炒至焦褐色，喷淋少许清水，略炒，取出，摊开，晾干

槐花炭

【来源】本品为槐花的炮制加工品。槐花来源于豆科植物槐 *Sophora japonica* L. 的干燥花及花蕾。夏季花开放或花蕾形成时采收，及时干燥，除去枝、梗及杂质。前者习称"槐花"，后者习称"槐米"。

【炮制方法】取净槐花，置热锅内，不断翻炒，用中火炒至表面焦褐色，喷淋清水少许，灭尽火星，略炒，取出，摊开，晾干。

加工流程图：

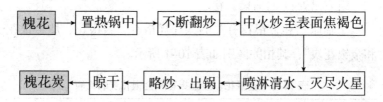

【炮制设备及器具】炒锅、簸箕、喷壶、金属筛子、料盘等。

【成品性状】本品为不规则碎片，花瓣多脱落，表面焦褐色，略有焦香气。

【炮制作用】增强止血作用。

【性味归经】苦，微寒。归肝、大肠经。

【功能主治】止血。用于咯血，衄血，便血，痔血，崩漏下血。

【用法用量】5～10g。

【贮藏】置干燥处，防潮，防蛀。

【附注】

①文献记载：宋代《三因方》有"炒焦"的记载。宋代

《苏沈良方》《普济本事方》提到"炒黄黑色"。明代《史载之方》有"炒焦"记载。

②古方举隅：茅术地榆汤

处方：茅术、地榆皮、槐花炭、郁金。

主治：脾虚不能化湿统血，血杂于水湿之中，大便下注不止。

组方出处：《清代名医医案大全》。

③临床上和槐花有关的饮片规格有"槐花、炒槐花和槐花炭"，其相关区别如表10-2所示。

表10-2　槐花、炒槐花和槐花炭的比较

炮制规格	性味归经	功能主治	炮制方法
生槐花	苦，微寒。归肝、大肠经	清肝泻火，清热凉血	净制
炒槐花	苦，微寒。归肝、大肠经	清肝泻火，清热凉血，止血	用文火炒至表面深黄色
槐花炭	苦，微寒。归肝、大肠经	清热凉血，止血	取净槐花，置热锅内，不断翻炒，用中火炒至表面焦褐色，喷淋清水少许，灭尽火星，略炒，取出，摊开，晾干

鸡冠花炭

【来源】本品为鸡冠花的炮制加工品。鸡冠花来源于苋科植物鸡冠花 *Celosia cristata* L. 的干燥花序。秋季花盛开时采收，晒干。

【炮制方法】取净鸡冠花块，置热锅内，不断翻炒，用武火炒至表面焦黑色，喷淋清水少许，灭尽火星，略炒，取出，摊开，晾干。

加工流程图：

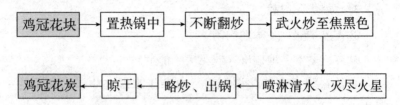

【炮制设备及器具】炒锅、簸箕、喷壶、金属筛子、料盘等。

【成品性状】本品为不规则的块片。表面焦黑色。可见众多黑色种子。味微涩。

【炮制作用】增强止血作用。

【性味归经】甘、涩，凉。归肝、大肠经。

【功能主治】收敛止血，止带，止痢。用于吐血，便血，崩漏反复不愈，带下，久痢不止。

【用法用量】6～12g。

【贮藏】置阴凉干燥处。

【附注】

①文献记载：《幼幼集成》记载"烧灰"，《串雅内编》记载"烧灰存性"。

②古方举隅：鸡冠花散

处方：鸡冠花一两（焙令香），棕榈二两（烧灰），羌活一两。

主治：小儿痔疾，下血不止。

用法用量：捣细罗为散，每服，以粥饮调下半钱，日三四服。量儿大小，加减服之。

组方出处：《太平圣惠方》卷九十二。

③临床上和鸡冠花有关的饮片规格有"鸡冠花和鸡冠花

炭"，其相关区别如表 10-3 所示。

表 10-3　鸡冠花和鸡冠花炭的比较

炮制规格	性味归经	功能主治	炮制方法
鸡冠花	甘、涩、凉。归肝、大肠经	收敛止血，止带，止痢	净制，切块
鸡冠花炭	甘、涩、凉。归肝、大肠经	收敛止血，止带，止痢	取净鸡冠花块，置热锅内，不断翻炒，用武火炒至表面焦黑色，喷淋清水少许，灭尽火星，略炒，取出，摊开，晾干

菊花炭

【来源】本品为菊花的炮制加工品。菊花来源于菊科植物菊 *Chrysanthemum morifolium* Ramat. 的干燥头状花序。9～11 月花盛开时分批采收，阴干或焙干，或熏、蒸后晒干。药材按产地和加工方法不同，分为"亳菊""滁菊""贡菊""杭菊""怀菊"。

【炮制方法】取净菊花，置热锅内，不断翻炒，用中火加热，炒至焦褐色，喷淋清水少许、灭尽火星，略炒，取出，摊开，晾干。

加工流程图：

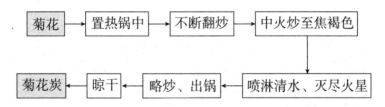

【炮制设备及器具】炒锅、簸箕、喷壶、金属筛子、料盘等。

【成品性状】本品呈倒圆锥形、碟形、扁球形或不规则球形。直径 15～40mm。有的花朵散离，表面显焦褐色，花心显棕褐色。体轻，手捻易碎。具焦香气。味甘、微苦。

【炮制作用】增加止血作用。

【性味归经】甘、苦，微寒。归肺、肝经。

【功能主治】散风清热，平肝明目，止血解毒。用于风热感冒，头痛眩晕，目赤肿痛，眼目昏花，疮痈肿毒。

【用法用量】5 ～ 10g。

【贮藏】置阴凉干燥处，防霉，防蛀。

【附注】

①文献记载:《本草害利》记载:"杭州黄白茶菊，微苦者次之。其余苦菊，单不入药，或炒黑，或煨炭，或生用。"《目经大成》有"烧灰存性"的记载。

②古方举隅: 桑枝膏丸

处方：制首乌、枸杞子、归身、三角胡麻、菊花炭、柏子仁、刺蒺藜。

功能：养血息风，治肝血不足，虚风内动，左指胀痛引肩。

用法用量：上药研末，用桑枝熬膏，为丸。

组方出处:《杂病源流犀烛》卷二十六。

③临床上和菊花有关的饮片规格有"菊花和菊花炭"，其相关区别如表 10-4 所示。

表 10-4　菊花和菊花炭的比较

炮制规格	性味归经	功能主治	炮制方法
菊花	甘、苦，微寒。归肺、肝经	散风清热，明目，解毒	净制，晒干
菊花炭	甘、苦，微寒。归肺、肝经	散风清热，平肝明目，止血解毒	取净菊花，置热锅内，不断翻炒，用中火加热，炒至焦褐色，喷洒清水少许，灭尽火星，略炒，摊开，晾干

蜜旋覆花

【来源】本品为旋覆花的炮制加工品。旋覆花来源于菊科植物旋覆花 *Inula japonica* Thunb. 或欧亚旋覆花 *Inula britannica* L. 的干燥头状花序。夏、秋二季花开放时采收，除去杂质，阴干或晒干。

【炮制方法】取净旋覆花，置适宜的容器内，加入蜜水充分拌匀，稍闷润，置热锅内，不断翻炒，文火炒至表面微黄色、不黏手时，取出，摊开，晾凉。

每 100kg 旋覆花，用炼蜜 20 ～ 25kg。

加工流程图：

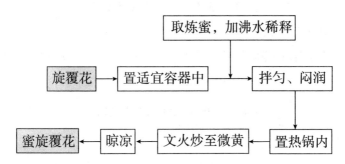

【炮制设备及器具】蜜水桶或盆、炒锅、料盘等。

【成品性状】呈扁球形、类球形或散碎，似旋覆花。深黄色。略带黏性。具有蜜香气。味甜。

【炮制作用】蜜炙后，能增强润肺止咳作用。

【性味归经】苦、辛、咸，微温。归肺、脾、胃、大肠经。

【功能主治】润肺止咳，降气，消痰。用于风寒咳嗽，喘咳痰多，痰饮蓄结，胸膈痞满。

【用量与用法】3 ～ 9g，包煎。

【贮藏】置干燥处，防潮。

【附注】

①方剂举隅：小儿百日咳散

处方：牛蒡子（炒）18g，川贝母45g，旋覆花（蜜炙）18g，紫苏子（炒）18g，桑白皮（蜜炙）18g，枳壳麸（炒）18g，陈皮45g，山楂18g，葶苈子（微炒）27g，百部（蜜炙）18g，桔梗18g，法半夏45g，青蒿18g，麻黄180g。

功能主治：止咳，化痰，平喘。用于小儿百日咳及各种咳嗽。

用法用量：口服。初生婴儿1次1/10包，半岁1次1/2包，2岁1次1包，3～5岁1次2包；1日2次。

组方出处:《中国药典》。

②临床上和旋覆花有关的饮片规格有"旋覆花和蜜旋覆花"，其相关区别如表10-5所示。

表10-5　旋覆花和蜜旋覆花的比较

炮制规格	性味归经	功能主治	炮制方法
旋覆花	苦、辛、咸，微温。归肺、脾、胃、大肠经	降气、消痰、行水止呕，用于风寒咳嗽	取原药材，除去梗，叶及杂质
蜜旋覆花	苦、辛、咸，微温。归肺、脾、胃、大肠经	润肺止咳，降气，消痰。用于风寒咳嗽，喘咳痰多，痰饮蓄结，胸膈痞满	取净旋覆花，置适宜的容器内，加入蜜水（炼蜜加适量蜜水搅匀）充分拌匀，稍闷润，置热锅内，不断翻炒，文火炒至表面微黄色、不粘手时，取出，摊开，晾凉

第十一章 皮类

酒黄柏

【来源】本品为黄柏的炮制加工品。黄柏来源于芸香科植物黄皮树 *Phellodendron chinense* Schneid. 干燥树皮的炮制加工品。习称"川黄柏"。剥取树皮后，除去粗皮，晒干。

【炮制方法】取净黄柏丝，置适宜的容器内，加入黄酒，充分拌匀，闷润至黄酒被吸尽时，置热锅内，不断翻炒，用文火加热，炒干，取出，摊开，晾凉。

每 100kg 黄柏丝，用黄酒 10kg。

加工流程图：

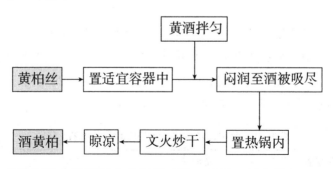

【炮制设备及器具】黄酒桶或盆、炒锅、料盘等。

【成品性状】形似黄柏丝。表面深黄色，偶有焦斑。略具酒气。味苦。

【炮制作用】通过炮制后使其具有清泄上焦之热的作用，用于治疗口舌生疮、头面部疮痈肿毒、耳目肿痛等证。

【性味归经】苦，寒。归肾、膀胱经。

【功能主治】清上焦湿热。用于治疗口舌生疮，目赤热痛。

【用量与用法】3～12g。外用适量，煎水浸洗或研末调敷患处。

【贮藏】密闭，置阴凉干燥处。

【附注】

①文献记载：在宋代提到酒炒，之后清代《本经逢原》中有"酒制""盐酒炒黑制"的记载。

②古方举隅：锁阳丸

处方：

龟板（炙）、知母（酒炒）、黄柏（酒炒）各一两，虎骨各（炙）、牛膝（酒浸）、杜仲（姜炒）、锁阳（酒浸）各五钱，破故纸、续断（酒浸）各二钱半，当归、地黄各三钱。

功能主治：滋肾补肝，强筋壮骨。治肝肾不足，阴虚火旺，腰膝酸软，筋骨痿弱。

用法用量：上为末，酒糊丸，梧子大。服五十丸。

组方出处：《丹溪心法》卷三。

③临床上和黄柏有关的饮片规格有"黄柏、盐黄柏、黄柏炭和酒黄柏"，其相关区别如表11-1所示。

表 11-1　黄柏、盐黄柏、黄柏炭和酒黄柏的比较

炮制规格	性味归经	功能主治	炮制方法
黄柏	苦，寒。归肾、膀胱经	清热燥湿，泻火除蒸，解毒疗疮	取原药材，除去杂质，洗净。闷润3～5小时，至内外湿度一致，切3～5mm丝，晒干或低温干燥，筛去碎屑

续表

炮制规格	性味归经	功能主治	炮制方法
盐黄柏	苦，寒。归肾、膀胱经	滋阴降火	取净黄柏丝，喷淋适量盐水，拌均闷润1～2小时，至盐水吸尽，置热锅内，用文火炒至表面颜色变深，取出，摊开，晾凉
黄柏炭	苦，寒。归肾、膀胱经	止血，用于崩漏	取净黄柏丝，置于热锅内，用武火180～220℃炒至表面黑色，内部黑褐色，喷淋少许清水熄灭火星，取出，摊开，晾干
酒黄柏	苦，寒。归肾、膀胱经	清上焦湿热。用于治疗口舌生疮，目赤热痛	取净黄柏丝，用黄酒拌匀，稍润至黄酒被吸尽，置热锅内，文火炒干，取出，摊开，晾凉

④酒关黄柏临方炮制方法与酒黄柏相同，临床同等使用。

第十二章　藤木类

炒桂枝

【来源】本品为桂枝的炮制加工品。桂枝来源于樟科植物肉桂 *Cinnamomum cassia* Presl 的干燥嫩枝。春、夏二季采收，除去叶，晒干，或切片晒干。

【炮制方法】取净桂枝片，置热锅内，不断翻炒，中火炒至表面色变深，微显焦斑时，取出，摊开，晾凉。

加工流程图：

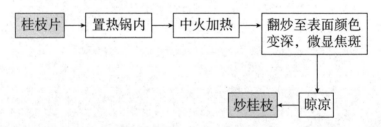

【炮制设备及器具】炒锅、簸箕、金属筛子、料盘等。

【成品性状】形如桂枝片，表面红棕色至深棕色，微具焦斑，有特异香气，味甜微辛。

【炮制作用】生品主风寒表（实、虚）证及风寒湿痹证。炒桂枝可用于宫冷不孕，瘀血经闭，肢冷皮紫，痰饮内停，水湿浮肿等症。

【性味归经】辛、甘，温。归心、肺、膀胱经。

【功能主治】发汗解肌，温通经脉，助阳化气，平冲降气。用于风寒感冒，脘腹冷痛，血寒经闭，关节痹痛，痰饮水肿，心悸，奔豚。

【用法用量】3 ～ 10g。

【贮藏】置阴凉干燥处。

【附注】临床上和桂枝有关的饮片规格有"桂枝和炒桂枝"，其相关区别如表 12–1 所示。

表 12–1　桂枝和炒桂枝的比较

炮制规格	性味归经	功能主治	炮制方法
桂枝	辛、甘，温。归心、肺、膀胱经	发汗解肌，温通经脉，助阳化气，平冲降气。用于风寒感冒，脘腹冷痛，血寒经闭，关节痹痛，痰饮水肿，心悸，奔豚	用水稍浸泡，捞起，闷润至透，切片，晾干，筛去屑
炒桂枝	辛、甘，温。归心、肺、膀胱经	用于宫冷不孕，瘀血经闭，肢冷皮紫，痰饮内停，水湿浮肿等症	取净桂枝片，置热锅内，不断翻炒，中火炒至表面色变深，微显焦斑时，取出，摊开，晾凉

第十三章 动物类

烫驴肾

【来源】本品为驴肾的炮制加工品。驴肾来源于马科动物驴 *Equus asinus* L. 的雄性干燥阴茎及睾丸。将雄驴宰杀后，取其阴茎及睾丸，剔除残肉及油脂，洗净，悬挂于通风处阴干或晾干。

【炮制方法】将锅烧热，取滑石粉置锅内，不断翻动，初中火加热，待滑石粉炒到滑利状态时，投入驴肾片，不断翻埋，文火烫鼓起，表面呈黄色时，取出，迅速筛去滑石粉，摊开、晾凉。

每 100kg 驴肾片，用滑石粉 40 ～ 50kg。

加工流程图：

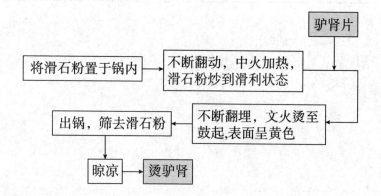

【炮制设备及器具】炒锅、金属筛子、料盘等。

【成品性状】形似驴肾片，表面焦黄色，微鼓起，有焦香气。

【炮制作用】矫正腥臭气味，利于调剂和制剂。

【性味归经】味甘、咸，性温。

【功能主治】补肾壮阳，滋阴补虚，强筋壮骨。主治阳痿，血虚气弱，骨结核，骨髓炎，妇女乳汁不足等。

【用法用量】9～15g。

【贮藏】装密闭容器内，置通风干燥处，防虫蛀。

【附注】

①文献记载:《本草纲目》:"甘，温，无毒。"

②古方举隅: 桑椹河车丸

处方: 河车两具（酒净，焙干），鹿茸一对（酥炙），黑驴肾（连腰子肾子；切片，酥炙）四具，黄狗肾（连腰子肾子，酒煮焙干）十具，熟地（九蒸晒）八两，枸杞（酒蒸）八两，生首乌八两，巴戟天（酒蒸）四两，破故纸（合桃拌炒）四两，山药（盐水炒）四两，萸肉四两，骨碎补（炒）四两，鱼鳔（蛤粉炒）四两，五味子四两，菟丝子（酒煮）四两，仙茅（米泔浸三次，去皮）四两，肉苁蓉（去鳞肠）四两，锁阳四两，茯苓四两，人参二两。

功能: 补虚。

用法用量: 上为末，桑椹熬膏，加炼蜜为丸，如梧桐子大。每服五钱，空心清汤送下。

组方出处:《惠直堂经验方》卷一。

③临床上和驴肾有关的饮片规格有"驴肾和烫驴肾"，其相关区别如表13-1所示。

表 13-1　驴肾和烫驴肾的比较

炮制规格	性味归经	功能主治	炮制方法
驴肾	甘、咸，温	补肾壮阳，滋阴补虚，强筋壮骨。主治阴痿，血虚气弱，骨结核，骨髓炎，妇女乳汁不足等	挂于屋檐下失水，风干；或泡润后切片
烫驴肾	甘、咸，温	补肾壮阳，滋阴补虚，强筋壮骨。主治阴痿，血虚气弱，骨结核，骨髓炎，妇女乳汁不足等	取滑石粉置锅内，加热，待滑石粉炒到滑利状态时，投入驴肾片文火烫至鼓起，表面呈黄色时，取出，迅速筛去滑石粉，摊开、晾凉

酒地龙

【来源】本品为地龙的炮制加工品。地龙来源于钜蚓科动物参环毛蚓 *Pheretima aspergillum*(E. Perrier)、通俗环毛蚓 *Pheretima vulgaris* Chen、威廉环毛蚓 *Pheretima guillelmi*(Michaelsen）或栉盲环毛蚓 *Pheretima pectinifera*(Michaelsen）的干燥体。前一种习称"广地龙"，后三种习称"沪地龙"。广地龙春季至秋季捕捉，沪地龙夏季捕捉，及时剖开腹部，除去内脏和泥沙，洗净，晒干或低温干燥。

【炮制方法】取净地龙段置适宜容器内，加入黄酒，充分拌匀，闷润至酒吸尽，置热锅内，文火加热炒干，取出，摊开，晾凉。

每 100kg 地龙段，用黄酒 12.5kg。

加工流程图：

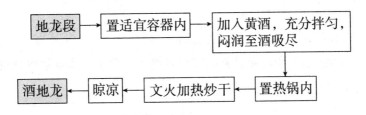

【炮制设备及器具】炒锅、料盘等。

【成品性状】形如地龙段，表面颜色加深，偶见焦斑，略有酒气。

【炮制作用】酒炙后利于粉碎和解腥矫味，便于内服外用，又可增强通经活络作用，用于偏正头痛、寒湿痹痛、骨折肿痛。

【性味归经】咸，寒。归肝、脾、膀胱经。

【功能主治】具有清热定惊，通络，平喘，利尿的功效。用于高热神昏，惊痫抽搐，关节痹痛，肢体麻木，半身不遂，肺热喘咳，水肿尿少。

【用法用量】4.5～9g。

【贮藏】置通风阴凉干燥处，防霉、防蛀。

【附注】

①文献记载：元代《世医得效方》有"酒浸""油炙"记载，在《丹溪心法》中有"酒炒"的记载。

②古方举隅：趁痛散

处方：乳香、没药、桃仁、红花、当归、地龙（酒炒）、牛膝（酒浸）、羌活、甘草、五灵脂（酒淘）、香附（童便浸）。

功能主治：散瘀通络，行痹止痛。主痛风，瘀滞络阻，筋脉、关节疼痛。

用法用量：酒调二钱服。服上药不愈，加酒炒黄芩、酒炒黄柏。

　　组方出处:《丹溪心法》卷四。

　　③临床上和地龙有关的饮片规格有"地龙、炒地龙和酒地龙",其相关区别如表 13-2 所示。

表 13-2　地龙、炒地龙和酒地龙的比较

炮制规格	性味归经	功能主治	炮制方法
地龙	咸,寒。归肝、脾、膀胱经	解表散寒,止呕解毒。用于风寒感冒,呕吐,痰多喘咳	除去杂质,洗净,切段,干燥
炒地龙	咸,寒。归肝、脾、膀胱经	清热定惊,通络,平喘,利尿	取净地龙段,置锅内,文火炒至表面色泽变深时,取出,摊开,晾凉
酒地龙	咸,寒。归肝、脾、膀胱经	具有清热定惊,通络,平喘,利尿的功效。用于高热神昏,惊痫抽搐,关节痹痛,肢体麻木,半身不遂,肺热喘咳,水肿尿少	取净地龙段放于适宜的容器内,喷洒黄酒,充分搅拌,混匀,浸闷至酒吸尽,文火炒至表面呈棕色时,取出,摊开,晾凉

<h2 align="center">酒蛤蚧</h2>

　　【来源】本品为蛤蚧的炮制加工品。蛤蚧来源于壁虎科动物蛤蚧 *Gekko gecko* Linnaeus 的干燥品。全年均可捕捉,除去内脏,拭净,用竹片撑开,使全体扁平顺直,低温干燥。

　　【炮制方法】取净蛤蚧块,投入温热的黄酒,充分拌匀,闷润至酒吸尽,置热锅内,文火加热炒干,取出,摊开,晾凉。

　　每 100kg 蛤蚧块,用黄酒 20kg。

　　加工流程图:

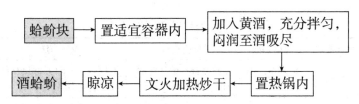

【炮制设备及器具】煮锅（罐）、炒锅、料盘等。

【成品性状】形似蛤蚧块。表面微显火色，微具酒香气，味微咸。

【炮制作用】温肾助阳作用增强，且便于粉碎。

【性味归经】咸，平。归肺、肾经。

【功能主治】补肺益肾，纳气定喘，助阳益精。用于虚喘气促，劳嗽咳血，阳痿遗精。

【用法用量】3～6g，用时除去鳞片及头足，剪成小块，多入丸散或酒剂。

【贮藏】密封，置阴凉干燥处，防蛀。

【附注】

①文献记载：南北朝《雷公炮炙论》记载："蛤蚧，其毒在眼，须去眼及甲上、尾上、腹上肉毛，以酒浸透，隔两重纸缓焙令干，以瓷器盛，悬屋角上一夜用之，力可十倍，勿伤尾也。"

②古方举隅：蛤蚧散

处方：蛤蚧一对（酒炙），乳香一钱，木香一钱，白茯苓一钱，丁香一钱，茴香一钱，穿山甲两钱。

主治：脾胃气攻心刺痛。

用法用量：上为细末。每服一钱，空心、食前好温酒调下。

组方出处：《宣明论方》卷十二。

③临床上和蛤蚧有关的饮片规格有"蛤蚧和酒蛤蚧"，其相关区别如表13-3所示。

表 13-3　蛤蚧和酒蛤蚧的比较

炮制规格	性味归经	功能主治	炮制方法
蛤蚧	咸，平。归肺、肾经	补肺益肾，纳气定喘，助阳益精	取原药材，除去竹片及足头，剁成小块
酒蛤蚧	咸，平。归肺、肾经	补肺益肾，纳气定喘，助阳益精	取蛤蚧块，用温热黄酒拌润至酒尽，文火炒干

酒蛇蜕

【来源】本品为蛇蜕的炮制加工品。蛇蜕来源于游蛇科动物黑眉锦蛇 *Elaphe taeniura* Cope、锦蛇 *Elaphe carinata*(Guenther）或乌梢蛇 *Zaocys dhumnades*(Cantor）等蜕下的干燥表皮膜，春末夏初或冬初采集，除去泥沙。

【炮制方法】取净蛇蜕段，置适宜容器内，加黄酒拌匀，闷润（1～2 小时）至黄酒被吸尽，置热锅内，用文火炒至表面略显黄色时，取出，摊开，晾凉。

加工流程图：

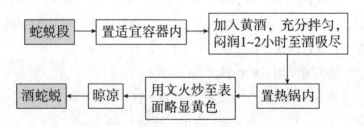

【炮制设备及器具】炒锅、料盘等。

【成品性状】形似蛇蜕段。微显火色，略具酒气，味淡或微咸。

【炮制作用】酒炙后可增强祛风定惊、退翳疗效，并能减少腥气，利于服用和粉碎，多入散剂。

【性味归经】咸、甘，平。归肝经。

【功能主治】祛风，定惊，解毒，退翳。用于小儿惊风，抽搐痉挛，翳障，喉痹，疔肿，皮肤瘙痒。

【用量用法】2～3g。研末吞服0.3～0.6g。

【贮藏】置干燥处，防蛀。

【附注】

①文献记载：历代蛇蜕的炮制方法有很多，从明代出现了酒浸、酒炒（《普济方》）、酒炙、蜜炙（《本草纲目》）等法。《本草纲目》有"今人用蛇蜕，先以皂荚水洗净，缠竹上，或酒，或醋，或蜜浸，炙黄用。或烧存性，或盐泥固煅，各随方法"的记载。

②古方举隅：补脑还睛丸。

处方：雌黄（火煅，入醋，研）三钱，千里光（酒拌炒）、菟丝子（酒浸炒）、川木贼（去节，童便浸一日）、杏仁（去皮尖）、茺蔚子、荆芥穗、甘菊花、羌活、防风、蛇蜕（酒浸焙）、石决明（煅）各一钱，川芎、白蒺藜、蝉蜕、苍术、酒蒸地黄各一两。

主治：肝气上冲，脑汁大坠，翳膜卷帘。

用法用量：每服一丸，薄荷汤或好茶送下，日三次。

组方出处：《慈幼心书》卷二。

③临床上和蛇蜕有关的饮片规格有"蛇蜕和酒蛇蜕"，其相关区别如表13-4所示。

表13-4　蛇蜕和酒蛇蜕的比较

炮制规格	性味归经	功能主治	炮制方法
蛇蜕	咸、甘，平。归肝经	祛风，定惊，解毒，退翳。用于小儿惊风，抽搐痉挛，皮肤瘙痒	取原药材，除去杂质，洗净，切长段

续表

炮制规格	性味归经	功能主治	炮制方法
酒蛇蜕	咸、甘、平。归肝经	祛风，定惊，解毒，退翳。用于小儿惊风，抽搐痉挛，翳障，喉痹，疔肿，皮肤瘙痒	取蛇蜕段，加黄酒拌匀，闷润1～2小时，至黄酒被吸尽，置热锅内，用文火炒至微显火色，取出，摊开，晾凉

烫鱼鳔

【来源】本品为鱼鳔的炮制加工品。鱼鳔来源于石首鱼科动物大黄鱼 *Pseudosciaena crocea*（Rich.）、小黄鱼 *Pseudosciaena polyactis* Bleeker 或鳇鱼 *Huso dauricus* Georgi 的干燥鱼鳔。全年均可捕捉，将鱼鳔取出后，剖开，除去血管及黏膜，洗净，压扁，晒干。

【炮制方法】取滑石粉，置热锅内，用文火炒至滑石粉呈灵活状态时，加入净鱼鳔块，缓缓翻动，文火炒至鼓起时，取出，筛去滑石粉，摊开，晾凉。

每100kg 鱼鳔块，用滑石粉 30kg。

加工流程图：

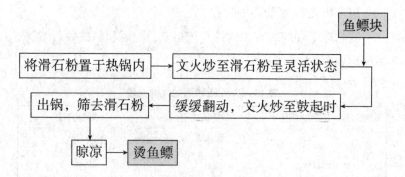

【炮制设备及器具】炒锅、金属筛子、料盘等。

【成品性状】本品表面膨胀发泡，黄色。质酥，易破碎。气微香。

【炮制作用】炮制前硬且坚韧，煎剂并不多见，入丸散，烫后体质轻松便于粉碎。

【性味归经】甘、咸，平。归肾经。

【功能主治】补肾益精，滋养筋膜，止血，散瘀，消肿。用于肾虚滑精，产后风痉，破伤风，吐血，血崩，创伤出血，痔疮。

【用法用量】9～15g。外用适量，溶化涂患处。

【贮藏】置干燥处，防蛀。

【附注】

①文献记载：宋代有"炙令焦黄"（《圣济总录》）、"制炭"（《三因极一病证方论》）、"炒制"（《疮疡经验全书》）的炮制方法；明代有"炮"（《普济方》）、"焙"（《外科正宗》）、"蛤粉炒"（《先醒斋广笔记》）的记载；清代增加了"螺粉炒"（《本草汇》）、"香油炸"（《外科大成》）、"麸炒"（《良朋汇集》）、"牡蛎粉炒"（《增广验方新编》）等方法。现在主要的炮制方法有滑石粉炒等。

②方剂举隅：鱼鳔丸

处方：鱼鳔（滑石烫）360g，熟地黄45g，泽泻45g，山药45g，茯苓45g，山茱萸（酒炙）45g，鹿角胶180g，鹿角霜180g，巴戟天（去心甘草炙）45g，肉苁蓉（酒炙）45g，枸杞子90g，菟丝子90g，沙苑子180g，五味子（醋炙）45g，覆盆子45g，车前子（盐炙）45g，莲须45g，赤石脂（煅醋淬）45g，地黄45g，地骨皮45g，石斛45g，天冬45g，石菖蒲

45g，远志（甘草炙）45g，牛膝45g，麦冬45g，杜仲炭45g，柏子仁45g，酸枣仁（炒）45g，白术（麸炒）45g，当归45g，木香45g，花椒（去目）45g。

功能主治：补肝肾、益精血。用于肝肾不足，气血两虚，症见腰膝酸软无力、头晕耳鸣、失眠健忘、梦遗滑精、阳痿早泄、骨蒸潮热。

用法用量：以上33味，粉碎成细粉，过筛，混匀，每100g粉末加炼蜜100g，制成大蜜丸，即得。每丸重3g。口服，1次2丸，1日2次。

组方出处：卫生部《药品标准中药成方制剂》第一册。

③临床上和鱼鳔有关的饮片规格有"鱼鳔和烫鱼鳔"，其相关区别如表13-5所示。

表13-5 鱼鳔和烫鱼鳔的比较

炮制规格	性味归经	功能主治	炮制方法
鱼鳔	甘、咸，平。归肾经	补肾益精，滋养筋膜，止血，散瘀，消肿。用于肾虚滑精，产后风痉，破伤风，吐血，血崩，创伤出血，痔疮	取原药材，除去杂质，烘软，加工成块，晾干
烫鱼鳔	甘、咸，平。归肾经	补肾益精，滋养筋膜，止血，散瘀，消肿。用于肾虚滑精，产后风痉，破伤风，吐血，血崩，创伤出血，痔疮	取滑石粉，置热锅内，用文火炒至灵活状态，加入净鱼鳔块，缓缓翻动，炒至鼓起时，取出，摊开，筛去滑石粉，晾凉

盐桑螵蛸

【来源】本品为桑螵蛸的炮制加工品。桑螵蛸来源于螳螂科昆虫大刀螂 *Tenodera sinensis* Saussure、小刀螂 *Statilia maculata*（Thunberg）或巨斧螳螂 *Hierodula patellifera*（Serville）的干燥卵鞘。以上三种分别习称"团螵蛸""长螵蛸"及"黑螵蛸"。深秋至次春收集，除去杂质，蒸至虫卵死后，干燥。

【炮制方法】取净桑螵蛸，加入盐水拌匀，闷润，置热锅内，不断翻动，用文火加热，炒至有香气溢出时，取出，摊开，晾凉。

每100kg桑螵蛸，用食盐2kg。

加工流程图：

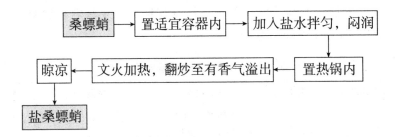

【炮制设备及器具】炒锅、料盘等。

【成品性状】本品形如桑螵蛸，表面呈焦黄色，略具焦斑。味咸。

【炮制作用】盐炙后引药归经入肾，增强固精缩尿作用。

【性味归经】甘、咸，平。归肝、肾经。

【功能主治】固精缩尿，补肾助阳。用于遗精滑精，遗尿，尿频，小便白浊。

【用法用量】5～10g。

【贮藏】置通风干燥处，防蛀。

【附注】

①文献记载：元代《世医得效方》首次提出了"盐水制桑螵蛸"的方法，明代《普济方》有"盐水炒"的记载。清代

《医方集解》《成方切用》中均有记载。

②古方举隅：桑螵蛸散

处方：人参、茯苓（一用茯神）、远志、石菖蒲（盐炒）、桑螵蛸（盐水炒）、龙骨（煅）、龟板（酥炙，一方用鳖甲，醋炙）、当归。

功能主治：安神魄、补心气。用于小便数而健忘。

用法用量：等分为末，临卧服二钱，人参汤下。

组方出处：《医方集解》。

③临床上和桑螵蛸有关的饮片规格有"桑螵蛸和盐桑螵蛸"，其相关区别如表13-6所示。

表13-6 桑螵蛸和盐桑螵蛸的比较

炮制规格	性味归经	功能主治	炮制方法
桑螵蛸	甘、咸、平。归肝、肾经	益肾固精，缩尿，止浊。用于遗精滑精，遗尿，尿频，小便白浊	取原药材，除去杂质，置适宜容器内，蒸约1小时，取出，摊开，干燥
盐桑螵蛸	甘、咸、平。归肝、肾经	益肾固精，缩尿。用于遗尿，尿频	取净桑螵蛸，加入盐水拌匀，闷润后置锅内，用文火加热，炒至有香气溢出时，取出，摊开，晾凉

第十四章　藻菌类

朱茯苓

【来源】本品为茯苓的炮制加工品。茯苓来源于多孔菌科真菌茯苓 *Poria cocos*（Schw.）Wolf 的干燥菌核。多于 7 ～ 9 月采挖，挖出后除去泥沙，堆置"发汗"后，摊开晾至表面干燥，再"发汗"，反复数次至现皱纹、内部水分大部散失后，阴干，称为"茯苓个"；或将鲜茯苓按不同部位切制，阴干，分别称为"茯苓块"和"茯苓片"。朱砂为硫化物类矿物辰砂族辰砂，主含硫化汞（HgS）；采挖后，选取纯净者，用磁铁吸净含铁的杂质，再用水淘去杂石和泥沙。再经水飞后晾干或 40℃ 以下干燥而得的细粉。

【炮制方法】取茯苓块或片，喷清水少许，湿润均匀，用密筛撒入朱砂细粉，拌匀，至外面挂匀朱砂细粉，取出，摊开，晾干。

每 10kg 茯苓，用朱砂 0.2kg。

加工流程图：

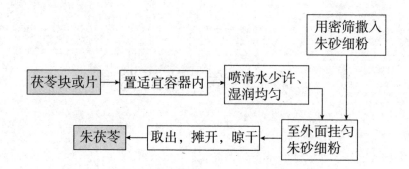

【炮制设备及器具】不锈钢盆、喷淋水壶、密筛、料盘等。

【成品性状】本品形如茯苓块或片，表面朱红色。

【炮制作用】茯苓健脾宁心，朱砂拌后增强安神定志的作用，对心神不宁、惊悸失眠效果更佳。

【性味归经】甘、淡，平。归心、肺、脾、肾经。

【功能主治】利水渗湿，健脾，宁心。用于水肿尿少，痰饮眩悸，脾虚食少，便溏泄泻，心神不安，惊悸失眠。朱茯苓：安神定志，用于心神不安，惊悸失眠。

【用法用量】10～15g。

【贮藏】置干燥处，防潮。

【附注】

①文献记载：元代《汤液本草》"茯苓，伐肾邪，小便多能止之，小便涩能利之，与车前子相似，虽利小便而不走气。酒浸与光明朱砂同用，能秘真"。

②方剂举隅：平悸汤

处方：太子参 15g，朱茯苓 10g，五味子 10g，酸枣仁 10g，三棱 10g，莪术 10g，郁金 10g，当归 10g，赤芍 15g，煅牡蛎（先煎）30g，灵磁石（先煎）30g，鹿衔草 15g。

主治：心悸（气阴不足，气血瘀滞型）。

用法用量：每日 1 剂，水煎，分 2 次服。

组方出处：江苏省名中西医结合专家董其美经验方。

唐氏疏解方

处方：党参 12g，白术 10g，朱茯苓 12g，猪苓 12g，扁豆 12g，泽泻 12g，车前子（包煎）12g，当归 9g，川芎 9g，夏枯草 12g，柴胡 9g。

功能主治：健脾分运，调理冲脉，主治经前期综合征。

用法用量：水煎服。

组方出处：上海医科大学妇产科医院唐吉父经验方。

③临床上和茯苓有关的饮片规格有"茯苓、茯苓皮和朱茯苓"，其相关区别如表 14-1 所示。

表 14-1 茯苓、茯苓皮、赤茯苓和朱茯苓的比较。

炮制规格	性味归经	功能主治	炮制方法
茯苓	甘、淡，平。归心、肺、脾、肾经	利水渗湿，健脾宁心。用于水肿尿少，痰饮眩悸，脾虚食少，便溏泄泻，心神不安，惊悸失眠	取原药材，除去杂质，筛去碎屑
茯苓皮	甘、淡，平。归肺、脾、肾经	利水消肿。用于水肿，小便不利	取原药材，除去杂质，洗净，干燥，筛去碎屑
赤茯苓	甘、淡，平。归心、肺、脾、肾经	利水渗湿，健脾宁心。用于水肿尿少，痰饮眩悸，脾虚食少，便溏泄泻	取赤茯苓块，除去杂质；或取茯苓个，大小分档，浸泡，洗净，润透，先切除状苓外皮，再切取皮下棕红色或淡红色部分，切成厚片或小块，阴干
朱茯苓	甘、淡，平。归心、肺、脾、肾经	安神定志。用于心神不安，惊悸失眠	取茯苓块，喷水湿润，用密筛撒入朱砂粉，拌匀，至外面挂匀朱砂细粉，取出，摊开，晾干

朱茯神

【来源】本品为茯神的炮制加工品。茯神来源于多孔菌科真菌茯苓 *Poria cocos*(Schw.)Wolf 的干燥菌核中间抱有松根的部分。朱砂为硫化物类矿物辰砂族辰砂，主含硫化汞（HgS）；采挖后，选取纯净者，用磁铁吸净含铁的杂质，再用水淘去杂石和泥沙；再经水飞后晾干或 40℃以下干燥而得的细粉。

【炮制方法】取茯神块，喷清水少许、湿润均匀，用密筛撒入朱砂细粉，拌匀，至外面挂匀朱砂细粉，取出，摊开，晾干。

每 10kg 茯神块，用朱砂 0.2kg。

加工流程图：

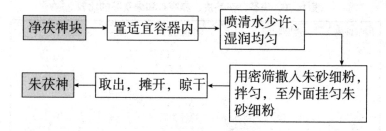

【炮制设备及器具】不锈钢盆、喷淋水壶、密筛、料盘等。

【成品性状】形如茯神，表面浅红色，朱砂均匀沾满。

【炮制作用】茯神宁心安神，朱砂拌后增强安神功效，对失眠效果更佳。

【性味归经】甘，淡，平。归心、脾经。

【功能主治】宁心，安神，利水。用于心虚惊悸，健忘，失眠，惊痫，小便不利。

【用法用量】9～15g。

【贮藏】置通风干燥处，防霉，防蛀。

【附注】

①文献记载：近代《中医验方汇编》治惊悸失眠的养心镇悸汤载：茯神三钱（朱砂拌），菖蒲三钱（朱砂拌），远志三钱（朱砂拌）。

②古方举隅：远志饮

处方：高丽参（去芦，米炒）二钱，淮山（炒）三钱，龙齿（煅）一钱五分，石菖蒲一钱，茯神（朱砂末拌）一钱五分，远志（去心）五分。

主治：心肾不足，恍惚不宁，梦遗泄精。

用法用量：水煎服。

组方出处：《不知医必要》卷三。

③临床上和茯神有关的饮片规格有"茯神和朱茯神"，其相关区别如表14-2所示。

表14-2　茯神和朱茯神的比较

炮制规格	性味归经	功能主治	炮制方法
茯神	甘，淡，平。归心、脾经	宁心，安神，利水。用于心虚惊悸，健忘，失眠，惊痫，小便不利	取茯神块或片，除去杂质，或取原药材，除去杂质，洗净，润透，切成正方形的厚片或块，阴干
朱茯神	甘，淡，平。归心、脾经	宁心安神。用于失眠健忘	取茯神块或片，喷以清水，稍闷润，加朱砂粉，撒布均匀，反复翻动，至茯神外面沾满朱砂，晾干

跋

岁逢庚子，新冠肺炎；世界流行，举国迎战。

工作生活，节奏陡变；中西结合，疗效凸显。

朝阳团队，应召组建；远程会诊，深入一线。

驻点值守，咨询热线；默默无闻，甘愿奉献。

教学基地，太洋树康；春风一方，热心捐献。

工作无闲，任务不减；资料查阅，问卷调研。

炮制调剂，编委两班；分工协作，任务共担。

加班加点，视频连线；求教金老，心中豁然。

老师指导，学员肯干；医药协作，奋勇争先。

临方炮制，丰富内涵；保障疗效，传承发展。

回顾历史，释疑解难；汇集成文，基层期盼。

呕心沥血，终于成篇。即将付梓，由衷而言：

　　临方炮制不可少，简便易行增疗效。

　　先贤经验应传承，今人技能需提高。

　　广征线索查资料，访谈金老解其妙。

　　团队协作终成稿，朝阳学子重担挑。

冯传有

2020 年 12 月

中药饮片笔画索引

附录：各论中涉及的炮制设备及器具图片

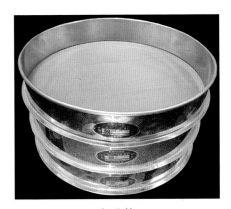

标准筛

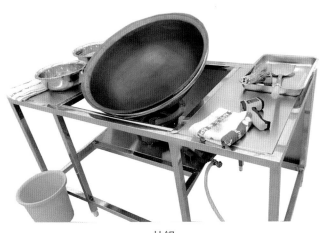

炒锅

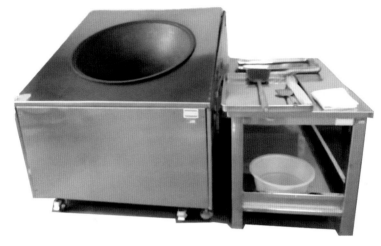

炒锅

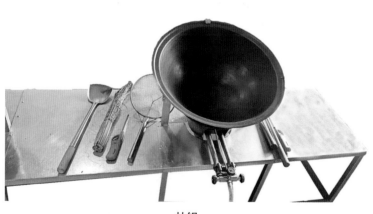

炒锅

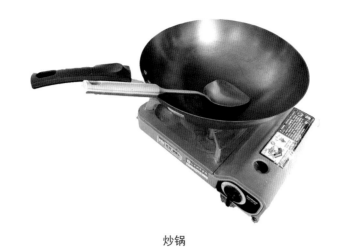

炒锅

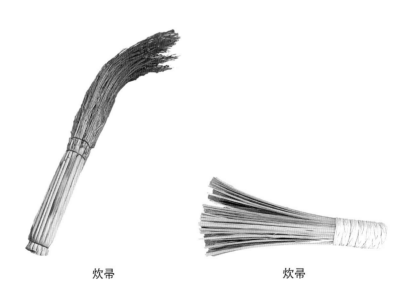

炊帚　　　　　　　　　　　炊帚

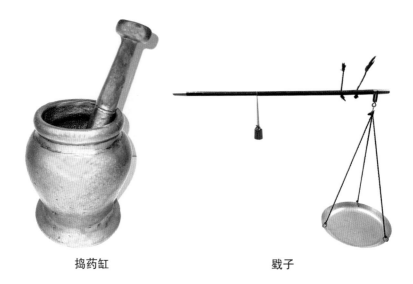

捣药缸　　　　　　　　　　戥子

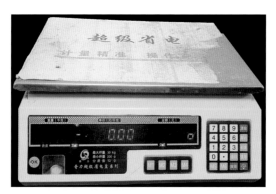

电子称

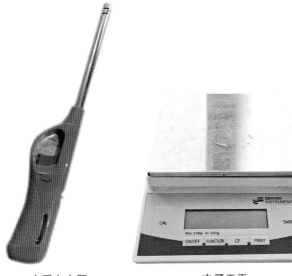

电子点火器　　　　　　电子天平

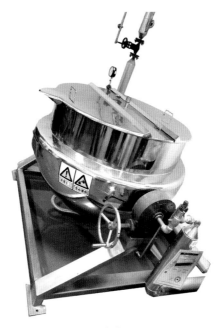

多功能锅

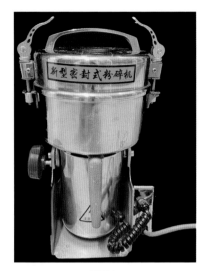

粉碎机

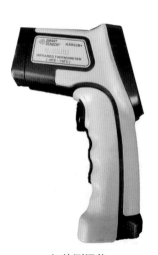

红外测温仪

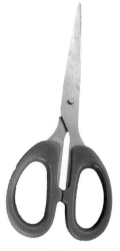

剪刀

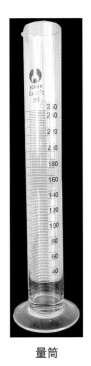

量筒

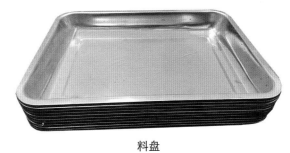

料盘

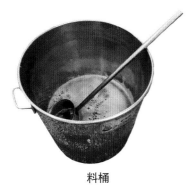

料桶

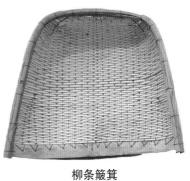

柳条簸箕

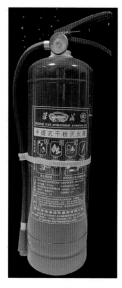

灭火器

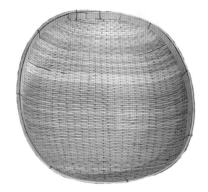

筥箩

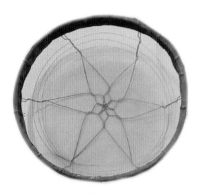

筛子

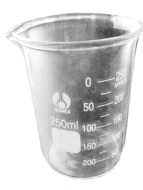

烧杯

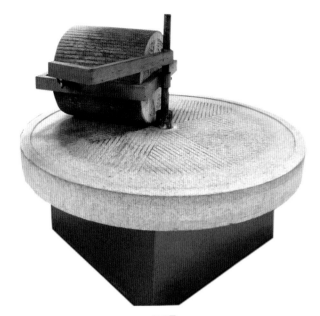

石碾

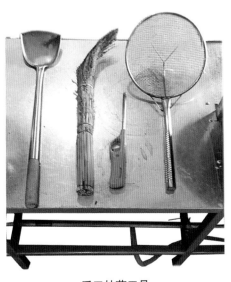

手工炒药工具

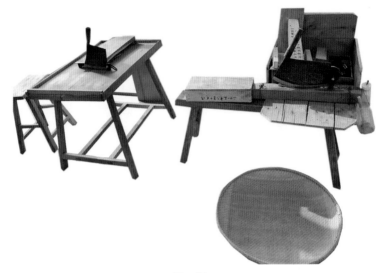

手工切刀

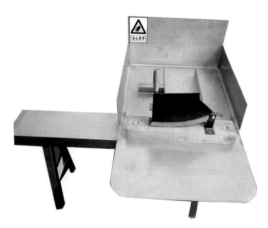

手工切刀

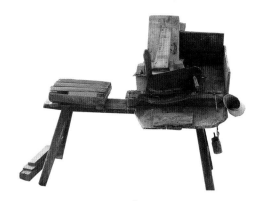

手工切刀

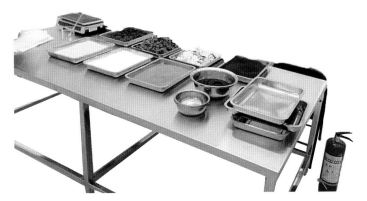

条案

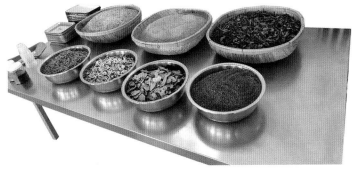

条案

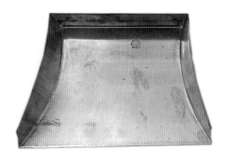

铁簸箕

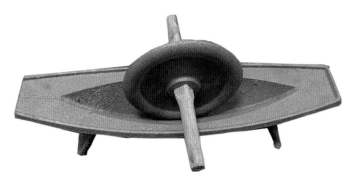

铁碾船

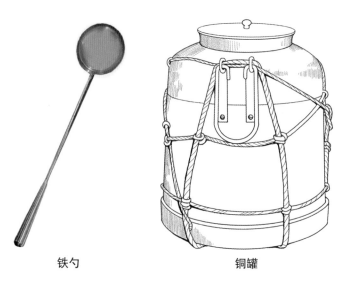

铁勺　　　　　　　铜罐

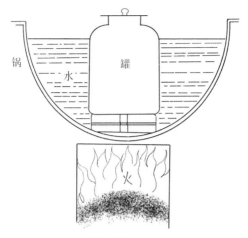

铜罐在蒸锅中示意图

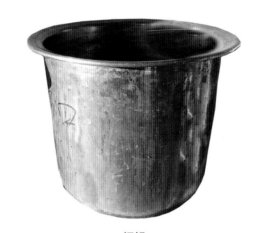

铜锅

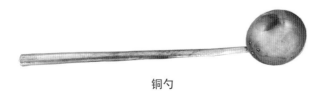

铜勺

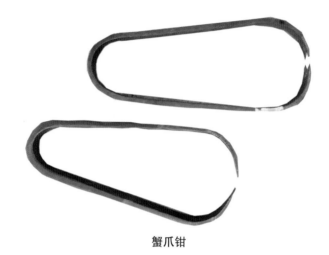

蟹爪钳

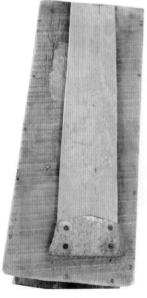

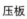

压板

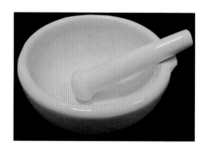

研钵

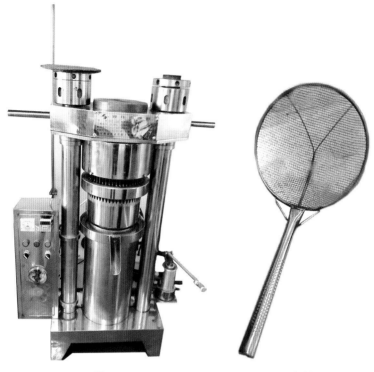

榨油器

笊篱

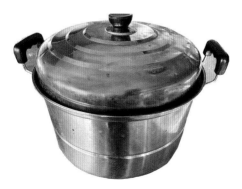

蒸锅